AF356192

BIBLIOTHÈQUE MÉDICALE

PUBLIÉE SOUS LA DIRECTION

DE MM.

J.-M. CHARCOT	**C.-M. DEBOVE**
Professeur à la Faculté de médecine	Professeur a la Faculté de médecine
de Paris	de Paris
Membre de l'Institut.	Médecin de l'hôpital Andral.

BIBLIOTHÈQUE MÉDICALE
CHARCOT-DEBOVE

VOLUMES PARUS DANS LA COLLECTION

V. Hanot. — LA CIRRHOSE HYPERTROPHIQUE AVEC ICTÈRE CHRONIQUE.

G.-M. Debove et **Courtois-Suffit.** — TRAITEMENT DES PLEURÉSIES PURULENTES.

J. Comby. — LE RACHITISME.

Ch. Talamon. — APPENDICITE ET PÉRITYPHLITE.

G.-M. Debove et **Rémond** (de Metz). — LAVAGE DE L'ESTOMAC.

J. Seglas — DES TROUBLES DU LANGAGE CHEZ LES ALIÉNÉS

A. Sallard. — LES AMYGDALITES AIGUES.

L. Dreyfus-Brisac et **I. Bruhl.** — PHTISIE AIGUE.

P. Sollier. — LES TROUBLES DE LA MÉMOIRE.

De Sinety. — DE LA STÉRILITÉ CHEZ LA FEMME ET DE SON TRAITEMENT.

POUR PARAITRE PROCHAINEMENT

G. Daremberg. — TRAITEMENT DE LA PHTISIE PULMONAIRE.

P. Yvon. — NOTIONS DE PHARMACIE NÉCESSAIRES AU MÉDECIN.

L. Capitan. — THÉRAPEUTIQUE DES MALADIES INFECTIEUSES.

G.-M. Debove et **J. Renault.** — ULCÈRE DE L'ESTOMAC.

Ch. Luzet. — LA CHLOROSE.

E. Mosny. — BRONCHO-PNEUMONIE.

A. Mathieu. — NEURASTHÉNIE.

Auvard et **Caubet.** — DE L'ANESTHÉSIE CHIRURGICALE ET OBSTÉTRICALE.

L. Galliard. — LE PNEUMOTHORAX.

N. Gamaléïa. — LES POISONS MICROBIENS.

Chaque volume se vend séparément. Relié : **3 fr. 50**

DE LA

STÉRILITÉ CHEZ LA FEMME

ET DE SON TRAITEMENT

PAR

Le Dr DE SINÉTY

Avec 18 figures intercalées dans le texte

PARIS

J. RUEFF ET Cie, ÉDITEURS

106, BOULEVARD SAINT-GERMAIN

1892

DE LA

STÉRILITÉ CHEZ LA FEMME

ET DE SON TRAITEMENT

Nous avons cherché, en publiant ce livre, à résumer l'état actuel de la science relativement à la stérilité chez la femme, sa fréquence, ses causes et son traitement. Question toute d'actualité, surtout en France, où la diminution de la natalité préoccupe, à juste titre, les économistes, les médecins, et tous ceux qui s'intéressent à l'avenir de la patrie française. Ce sujet, si complexe, de la dépopulation, a été discuté récemment dans plusieurs sociétés savantes; en particulier, à l'Académie de médecine et à la Société d'anthropologie.

Il résulte des différentes statistiques, qu'au point de vue de la natalité, nous occupons le dernier rang parmi les peuples de l'Europe. De 1861 à 188 , nous ne comptions que 25 naissances sur 1.000 habitants, la plupart de nos voisins en comptant 37 ou 38.

L'abaissement a encore augmenté depuis cette époque. En 1890, le chiffre des naissances accuse un déficit de plus de 30,000 têtes sur celui des décès[1].

Dans la dernière période quinquennale, la France s'est enrichie à peine de deux cent mille habitants, dus en partie à l'immigration d'étrangers[2].

Cette diminution de la natalité tient à des causes multiples, parmi lesquelles la stérilité joue un certain rôle.

L'absence ou le petit nombre d'enfants dans les familles est, la plupart du temps, le résultat d'un acte volontaire de la part des parents. Ces calculs, conséquence d'une civilisation raffinée, où la lutte pour l'existence devient de plus en plus difficile, sont contraires au sentiment naturel qui pousse tous les êtres vivants à se reproduire, et à se complaire dans le développement de leur progéniture.

Aussi, tandis que certaines femmes se refusent les joies de la maternité, d'autres, malgré le désir le plus ardent de devenir mères, ne peuvent pas y parvenir. Parfois même ce désir est tellement violent, qu'il concentre toutes les pensées de la femme et devient une idée fixe, presque de la folie chez quelques-unes. C'est alors que le médecin intervient et souvent avec succès.

Dans quelles conditions, quand et comment doit-il intervenir, c'est ce que nous allons exposer dans le courant de cette étude.

1. Rapport de Féréol, Académie de médecine, séance du 15 décembre 1891.

2. Pierre Mille, le *Néomalthusianisme en Angleterre : Revue des Deux-Mondes*, décembre 1891, p. 926.

Nous nous occuperons principalement de la stérilité chez la femme, ne touchant que d'une façon accidentelle et accessoire à quelques points de l'infécondité chez l'homme.

Avant de rechercher les causes de la stérilité, nous devons rappeler brièvement la disposition des organes qui servent à la reproduction et les conditions qui président à la fécondation.

Anatomie et physiologie des organes génitaux.

Parmi les divers organes qui constituent le système génital, les uns sont destinés à former les éléments reproducteurs, les autres à faciliter la rencontre de ces éléments, au moyen de l'acte générateur (coït, copulation). Les premiers sont les testicules, pour le mâle, et les ovaires pour la femelle. Les seconds, la verge et le vagin.

Quelques mots, maintenant, sur la structure et la fonction de chacun de ces organes.

Les *testicules* sont deux glandes ovoïdes, situées dans les bourses, de chaque côté de la ligne médiane, leur poids moyen, y compris l'épididyme, est de 21 grammes environ. Ils se composent d'une enveloppe ou *albuginée*, fibreuse, très résistante et inextensible, ce qui explique les douleurs violentes qui accompagnent les inflammations de ces organes.

L'albuginée présente au niveau de la partie moyenne du bord droit du testicule, un renflement désigné sou le nom de corps d'Highmore. Du sommet de ce ren-

flement partent des cloisons qui divisent l'intérieur du
testicule en lobules. Ces lobules sont constitués par des
filaments blanchâtres, cylindriques, les *canalicules séminipares*.

Les canalicules séminipares contiennent des cellules arrondies, transparentes, à un ou plusieurs
noyaux, d'où proviennent les éléments fécondants ou
spermatozoïdes, d'après un mode de développement
qu'il serait trop long de rappeler ici.

Les produits testiculaires traversent des canaux en-
roulés qui, par leur réunion, forment un corps allongé,
annexe du testicule, désigné sous le nom d'*épididyme*,
dont les lésions ont une grande importance relativement à la stérilité chez l'homme.

De l'épididyme se dégage un canal unique, *canal
déférent*, qui se continue jusqu'aux *vésicules séminales*.
Ces organes, situés en arrière de la prostate, sont appliqués par leur face antérieure sur le fond de la
vessie, leur face postérieure tournée vers le rectum.
Les vésicules séminales jouent à la fois le rôle de réservoirs et d'organes secréteurs.

De l'angle aigu formé par la vésicule séminale et le
canal déférent naissent, de chaque côté, les canaux éja-
culateurs, qui vont s'ouvrir dans la partie prostatique
de l'urèthre.

Le *sperme* est un produit complexe, composé, en
outre des spermatozoïdes, de sécrétions fournies par
les canaux déférents, les vésicules séminales, la prostate et les glandes bulbo-uréthrales, dites glandes de
Méry ou de Cooper.

Lorsque l'érection n'est pas suivie d'éjaculation, la verge, en revenant à son état de flaccidité, laisse échapper par le méat urinaire quelques gouttes d'un liquide visqueux, qui n'est autre chose que le produit des glandes de Cooper, dont l'analogue, chez la femme, est la glande vulvo-vaginale ou de Bartholin.

Le sperme constitue un liquide clair, filant, avec des îlots blancs, opaques, exhalant une odeur spéciale qu'on a comparée à la corne râpée, au gluten et mieux à la fleur de châtaignier ou à la fleur mâle du chanvre. Il a une saveur salée et une réaction alcaline.

La quantité émise à chaque éjaculation varie de 1 à 8 grammes.

Inutile d'insister ici sur la composition chimique du sperme, et la description des nombreux éléments figurés qu'on y observe. Le seul important, primordial, c'est le *spermatozoïde*.

La forme et la dimension des spermatozoïdes varient selon les espèces animales. Mais, sauf quelques rares exceptions, ils peuvent être rapportés à un type général. Ils se composent d'une partie plus ou moins renflée dite *tête* ou *segment céphalique*, à l'une des extrémités de laquelle s'attache un long cil vibratile, dite *queue* ou *filament caudal*. La portion initiale de cette queue, plus épaisse que l'extrémité libre, a été désignée sous le nom de *segment intermédiaire*. Chez l'homme, la tête du spermatozoïde est triangulaire, ou mieux piriforme.

Le caractère essentiel des spermatozoïdes est leur

mobilité, qui leur permet d'aller, dans les organes génitaux femelles, à la rencontre de l'ovule. Leur progression, telle qu'on l'observe au microscope, se fait
par les mouvements d'ondulation du segment caudal,
la tête étant toujours poussée en avant.

Placés dans un milieu convenable, les éléments
spermatiques parcourent environ de un à trois millimètres par minute. Mais les conditions de milieu, de
température, modifient la rapidité de leur progression, en augmentant ou diminuant leur vitalité.

L'action des différents agents sur ces éléments anatomiques a été étudiée par beaucoup d'auteurs. Leurs
mouvements ne se maintiennent qu'à une certaine
température, ils cessent au-dessous de 10 degrés, ou
au-dessus de 50 degrés centigrades. Ces limites ne
sont cependant pas absolues, car Mentegazza, après
avoir fait congeler du sperme humain et l'avoir fait
dégeler ensuite avec précaution, a vu les zoospermes
reprendre toute leur vitalité ordinaire.

Quant aux substances chimiques dont on a constaté
l'influence sur les mouvements des spermatozoïdes, les
unes les abolissent, d'autres les accélèrent et les font
même renaître quand ils ont disparu; d'autres enfin, ne
les modifient en rien. Parmi les plus délétères, nous devons ranger les acides. Les acides chlorhydrique et acé-
tique les tuent à la dose de 1 pour 7500 d'eau. Il en est
de même pour toutes les substances qui coagulent le
liquide dans lequel ils se trouvent, ou qui les détruisent
eux-mêmes, comme elles détruisent toute matière animale. Dans ce cas, on s'explique facilement leur action.

La salive, le tannin, la créosote, sont également toxiques pour les éléments reproducteurs. Il en est de même des anesthésiques, alcool, éther, chloroforme. Toutefois, lorsqu'on emploie des solutions faibles, on peut ralentir leurs mouvements, assez progressivement, pour qu'ils fécondent encore des œufs.

L'eau pure, surtout l'eau distillée, est un poison violent pour les spermatozoïdes des animaux supérieurs et de l'homme. Ceux-ci perdent immédiatement leur activité si on ajoute de l'eau à la liqueur séminale.

Certains sels métalliques tuent instantanément les éléments spermatiques, même à doses très minimes. Ainsi il suffit, pour cela, de *un dix millième* de bichlorure de mercure.

Au contraire, leur vitalité est conservée et même augmentée par les préparations alcalines, telles que les chlorures ou azotates alcalins à la dose de 1 pour 100. Leurs mouvements ayant déjà disparu, on les voit renaître sous l'influence de liquides contenant du sucre, de l'albumine ou de l'urée en proportion de 10 à 30 pour 100 d'eau, du phosphate de soude ou du chlorure de sodium à 1 pour 100. Le mélange le plus actif serait d'après Kölliker, de 150 parties de sucre et de 1 de potasse ou de soude pour 1000 d'eau. Ces substances ainsi réunies paraissent agir beaucoup mieux que si on les emploie isolément.

Les résultats expérimentaux, dont nous venons d'esquisser les points principaux, ont une grande importance pratique relativement à la stérilité, en nous faisant comprendre l'action exercée sur le sperme par les différents liquides vulvaires, vaginaux ou utérins.

Les ovaires (O. O. fig. 1) sont situés de chaque côté de l'utérus, dans l'aileron postérieur du ligament

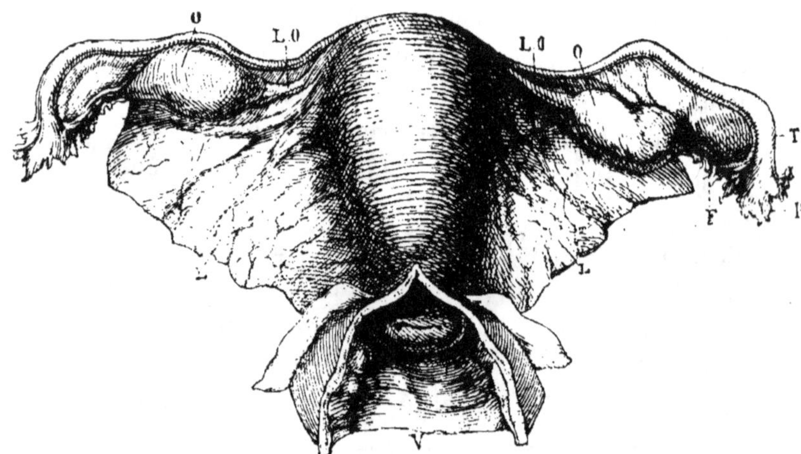

Fig. 1. — Utérus et ses annexes (face postérieure).

o.o) Ovaires.
L.o) Ligament utéro-ovarien.
f) Ligament tubo-ovarien.
t) Trompe.
p) Pavillon de la trompe.
L.l) Ligaments larges.
v) Vagin.

large (L. L. fig. 1), dont le moyen contient la trompe (T. fig. 1) et l'antérieur le ligament rond.

Un petit espace fibreux, *ligament tubo-ovarien* (F. fig. 1) unit chaque ovaire à la trompe correspondante. Cette région si restreinte, tapissée d'un épithélium à cils vibratiles, joue un rôle considérable au point de vue de la progression de l'ovule et de la fécondation.

Chez la plupart des femmes, surtout chez celles qui ont eu des enfants, on peut atteindre les ovaires par la palpation profonde, en déprimant fortement les parois abdominales. Le bord interne du muscle psoas iliaque doit servir de point de repère pour cette exploration,

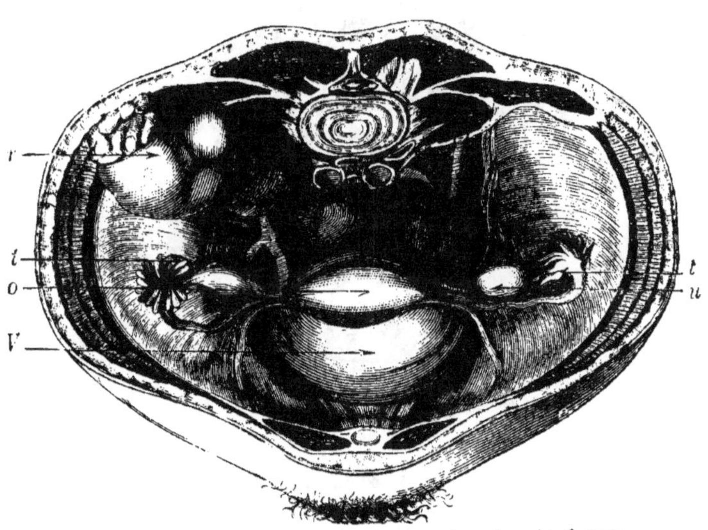

Fig. 2. — Coupe horizontale du bassin chez la femme.

r) Rectum.
u) Uterus.
t.t) Pavillon de la trompe.
o) Ovaire.
v) Vessie.

la glande se trouvant au voisinage et un peu au-dessous du muscle. D'après M. Charcot, la douleur ovarique des hystériques correspond, le plus souvent, au point d'intersection de deux lignes, dont l'une passerait par les épines iliaques antérieures et supérieures, et l'autre limiterait latéralement l'épigastre. C'est par le palper combiné au toucher qu'on explore le mieux les ovaires.

On décrit aux ovaires deux couches, corticale et médullaire.

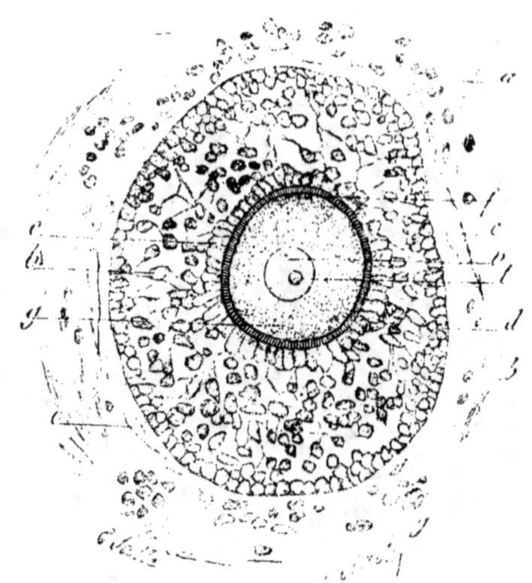

Fig. 3. — Coupe de l'ovule et du follicule de Graaf du lapin (gross. de 380 diam.).

a. Fibres conjonctives.
b. Cellules conjonctives ou lymphatiques.
c. Coupe de vaisseaux.
d. Membrane granuleuse.
e. Cellules radiées entourant l'ovule.
f. Zone pellucide.
g. Vitellus.
c. Vésicule germinative.
t. Tache germinative.

C'est dans la couche corticale qu'on rencontre les *follicules de Graaf* (V. fig. 3) de différentes dimensions, contenant *l'ovule*, entouré par une ou plusieurs rangées de cellules plus petites (V. fig. 3 et 4) ou *membrane granuleuse*. Outre le vitellus, l'ovule, qui se comporte comme la plupart des cellules de l'organisme, contient dans son intérieur un noyeau, *la vésicule germinative*, (V. fig. 3) un nucléole, *la tache germinative* (V. fig. 3) et un corpuscule découvert par Balbiani, et auquel cet auteur fait jouer un rôle important dans les première phases du développement.

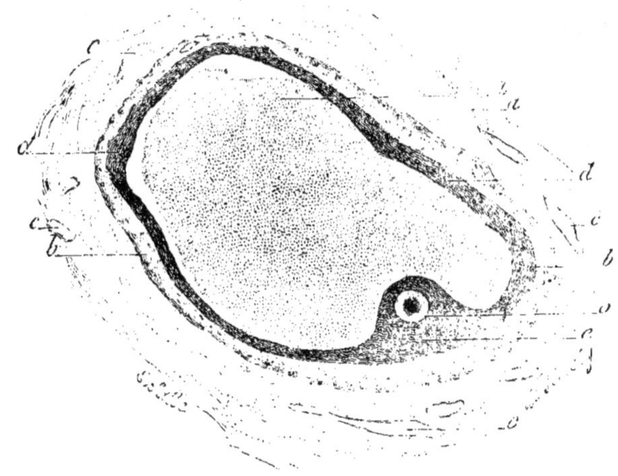

Fig. 4. — Coupe de follicule de Graaf de la femme adulte (gross. de 40 diam.)

a) Couche externe du follicule.
b) Couche interne.
d) Membrane granuleuse.
e) Cumulus proliger.
f) Liquide albumineux coagulé.
o) Ovule.
c) Coupe des vaisseaux sanguins.

Lorsque l'ovule a été expulsé du follicule de Graaf, ce dernier subit des modifications qui diffèrent, selon qu'il y a ou non fécondation, et prend le nom de *corps jaune*.

On rencontre, parfois, des ovaires surnuméraires, dont la présence, chez la femme vivante, ne se manifeste par aucun signe extérieur. Nous avons montré qu'on peut prendre pour des ovaires surnuméraires, de petits fibromes parsemés de kystes à épithélium vibratile [1].

Les dimensions de l'ovule humain arrivé à maturité sont d'environ *deux dixièmes* de millimètre. Pour parvenir jusqu'à l'utérus, l'ovule chemine tout le long de la trompe.

On désigne sous le nom de *trompes utérines ou trompes de Fallope*, deux conduits qui s'étendent de l'extrémité de l'ovaire auquel elles sont unies par le

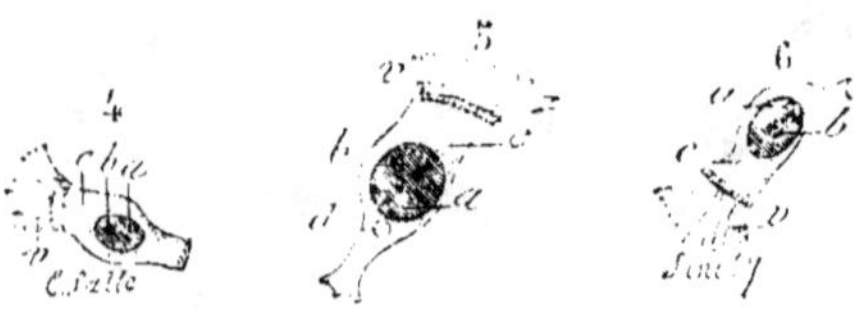

Fig. 5. — Épithélium à cils vibratiles de l'utérus (gross. de 350 diam.).

a) Noyau.
b) Nucléole.
c) Corps de la cellule.
e) Cils vibratiles.

ligament tubo-ovarien, jusqu'aux angles supérieurs de l'utérus. La muqueuse de ces conduits, ainsi que les franges que l'on observe à leur extrémité abdominale, sont revêtus d'un épithélium à cils vibratiles, dont

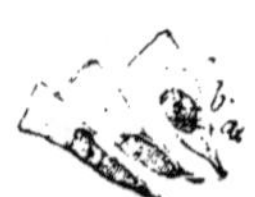

a) Noyau.
b) Nucléole.
c) Corps de la cellule formant une cavité pleine de mucus.

Fig. 6. — Épithélium caliciforme du col utérin (gross. de 350 diam.)

nous avons déjà signalé l'importance pour la progression de l'ovule de l'ovaire vers l'utérus.

1. Société de biologie 1875 et Archives de physiologie, 1876.

L'utérus, ou organe gestateur, est situé dans le petit bassin, entre la vessie et le rectum. Il adhère au vagin par sa partie inférieure. De nombreux ligaments, tout

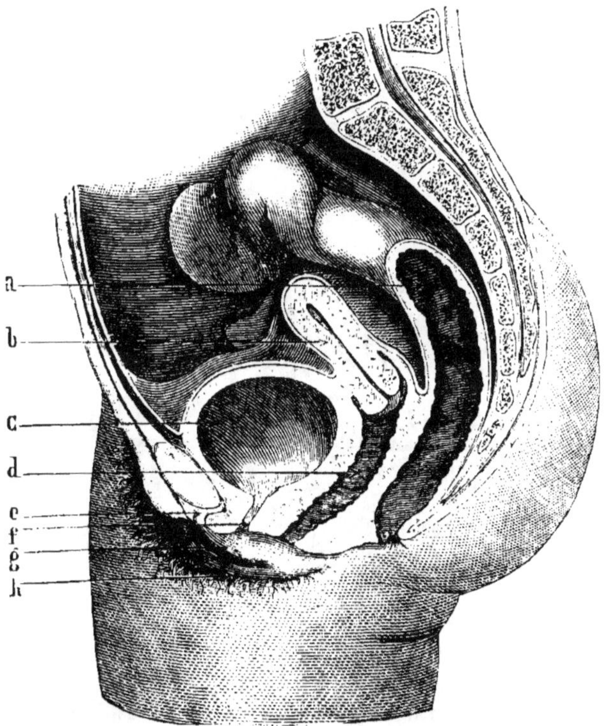

Fig. 7. — Coupe verticale du bassin chez la femme.

a) Rectum.
b) Utérus.
c) Vessie.
d) Vagin.
e) Clitoris.
f) Urèthre.
g) Petites lèvres.
h) Grandes lèvres.

en maintenant l'utérus à la place qu'il doit occuper, lui laissent cependant une grande mobilité.

A l'état de vacuité, son fond est placé à une certaine distance des parois abdominales, qu'il faut fortement déprimer pour arriver à le percevoir par le
palper.

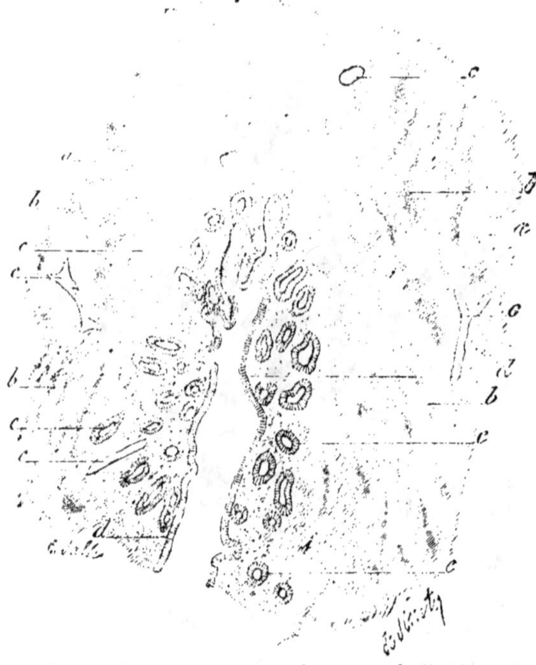

Fig. 8. — Coupe de la muqueuse du corps de l'utérus (gross. de
40 diam.)..

a Tissu conjonctif.
c Coupes des vaisseaux.
d Revêtement épithelial.
b Faisceaux musculaires coupés en différents sens.
e Coupe des glandes.

Les dimensions de la cavité utérine varient de 5 1/2
à 7 centimètres.

La structure de l'utérus est fibro-musculaire, avec
revêtement muqueux. La muqueuse, parsemée de

glandes, possède un épithélium cylindrique à cils vibratiles (V. fig. 5) dans la portion désignée sous le nom de
corps de l'utérus, et un épithélium caliciforme dans la
portion inférieure ou *col* (V. fig. 6). Les glandes du col
produisent ce mucus épais que l'on observe à l'orifice
cervical, lorsqu'on examine une femme au spéculum.

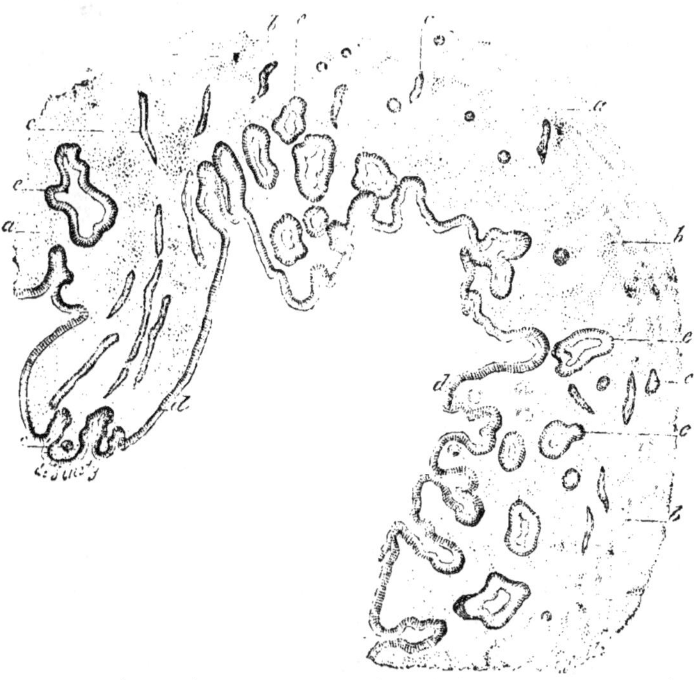

g. 9. — Coupe de la muqueuse du col de l'utérus (gross. de
40 diam.)

a) Tissu conjonctif.
b) Coupes des faisceaux de fibres musculaires lisses.
c) Coupes des vaisseaux.
d) Revêtement épithélial à cils vibratiles.
e) Coupes des glandes à cellules caliciformes.

On appelle *museau de tanche* ou *portion vaginale du
col*, le segment utérin qui fait saillie dans le vagin.

L'aspect, la consistance, les dimensions du col varient selon que la femme est vierge, a eu ou n'a pas eu d'enfants.

L'extrémité cervicale est souvent divisée en deux parties par un sillon ou une encoche latérale. C'est ce que les anatomistes appellent les lèvres *antérieure* et *postérieure* du museau de tanche. Ces lèvres existent surtout chez les multipares. Chez la plupart des femmes nullipares, on observe un bourrelet également arrondi, qui limite *l'orifice externe*, ou orifice inférieur de l'utérus.

On donne le nom *d'orifice interne* ou *d'isthme*, au point qui fait communiquer la cavité du corps avec le col.

On entend par *menstruation*, un ensemble de phénomènes qui se produisent, périodiquement, chez la femme adulte, et dont la principale manifestation consiste en un écoulement de sang par les voies génitales durant de 4 à 6 jours chaque mois, et variant, comme quantité, de 100 à 250 grammes.

Cette hémorragie physiologique s'accompagne de modifications du côté de la muqueuse utérine.

Le plus souvent aussi, sous l'influence de la congestion des organes contenus dans le petit bassin, un ou plusieurs ovules sont expulsés. On a même voulu voir dans la maturation d'un follicule de Graaf et l'expulsion d'un ovule, la cause des phénomènes menstruels.

Il y a longtemps que nous avons combattu ce qui nous paraissait trop absolu dans cette théorie, mais aucun fait nouveau n'a permis de trancher la question, et nous répèterons aujourd'hui ce que nous écrivions, il y a plus de dix ans, *l'ovulation et le flux menstruel sont deux phénomènes ordinairement connexes, mais non liés nécessairement l'un à l'autre.*

Le plus fréquemment, en effet, un ovule est expulsé au moment des règles. Aussi est-ce immédiatement après la cessation de l'écoulement périodique qu'il y a le plus de chance de fécondation.

Tout ce qui excite les organes génitaux, en augmentant l'afflux du sang dans cette région, facilite la rupture du follicule de Graaf, s'il est arrivé à maturité, et doit activer sa maturité en augmentant sa nutrition. A ce titre, les excitations sexuelles, même d'ordre psychique, et à plus forte raison le coït, peuvent amener la déchirure d'un follicule et l'élimination d'un ovule.

Quelques auteurs ont prétendu que la femme, en âge d'activité sexuelle, avait des périodes agénésiques, c'est à dire des périodes pendant lesquelles la fécondation était imposssible.

Cette affirmation pourrait avoir des conséquences fâcheuses pour la réputation du médecin qui la mettrait en pratique.

En réalité, il résulte des faits observés que, quoique l'imprégnation soit plus facile dans les quelques jours qui suivent les règles, elle est possible à n'importe quel moment de la période intermenstruelle. Il ne faut pas oublier, enfin, qu'une femme peut être fécondée avant d'avoir vu apparaître le premier écoulement cataménial, et longtemps après sa cessation, trois, quatre, et dix ans après la ménopause.

En général, la fonction menstruelle normale et régulière est un indice de fécondité. Mais cette loi n'a rien d'absolu, et on a vu des femmes adultes, n'ayant jamais été réglées, devenir enceintes et accoucher.

La castration, ou ablation des ovaires, fait ordinairement cesser l'écoulement périodique. Chaque année, cependant, depuis que cette opération s'est généralisée (un peu trop même à notre avis), on rapporte des cas de persistance des règles, malgré l'ablation des deux ovaires.

Ces cas, exceptionnels, il est vrai, sont un des principaux arguments en faveur des idées que nous soutenons depuis si longtemps, relativement à l'indépendance de l'ovulation et de la menstruation.

Dans nos pays, la fonction menstruelle commence vers 15 ans et finit vers 45 ou 50.

Après avoir passé en revue, la situation, la structure et le fonctionnement des organes génitaux internes de l'homme et de la femme, nous allons nous occuper des organes qui servent à la copulation : la verge et le vagin.

La verge ou pénis présente des variétés notables de consistance, de position, de volume, suivant qu'il se trouve en état de repos ou en état d'érection. Sa longueur est, en moyenne, de 9 centimètres dans le premier cas, de 15 à 19 dans le second. Mais les variétés individuelles sont nombreuses et considérables d'un sujet à l'autre, au point d'entrainer parfois un empêchement absolu dans les rapports sexuels.

A l'extrémité libre de la verge, se trouve un renflement, *le gland*, dont le sommet est percé d'une fente verticale, *méat urinaire*, et dont la base, *couronne du gland*, est séparée du reste par un étranglement circulaire ou *col*.

Ce col donne attache à un repli cutané, le *prépuce*, qui recouvre plus ou moins complètement le gland. L'excision de ce repli, ou *circoncision*, constitue une pratique religieuse, en même temps qu'une mesure hygiénique, chez certains peuples.

L'appareil érectile se compose des deux corps caverneux et du corps spongieux de l'urèthre. Ces organes sont constitués par du *tissu érectile*. On désigne ainsi un système vasculaire, dans lequel le réseau intermédiaire aux artères et aux veines est remplacé par une série de lacunes ou cavités, communiquant entre elles, et pouvant subir des alternatives considérables de dilatation et de resserrement, et, par suite, se trouver presque exsangues ou gorgées de sang.

A l'appareil érectile sont annexés des muscles, qui, par leur contraction, amènent les phénomènes de l'érection et de l'éjaculation.

Le vagin, destiné à recevoir la verge dans l'acte de la copulation, est un conduit fibro-musculaire qui s'étend de la vulve à l'utérus.

Excepté à ses deux extrémités, le vagin constitue une cavité virtuelle, dont les parois aplaties sont immédiatement en contact l'une avec l'autre. Il est facile de s'en assurer en examinant une coupe transversale de cet organe. On a ainsi, chez la femme adulte, une figure représentant deux lignes parallèles latérales,

réunies par une fente transversale curviligne, à conca-
vité dirigée en arrière.
(V. fig 10.) Il résulte de cette
disposition, que les liquides
ne pénètrent dans la cavité
vaginale, qu'à la condition
que celle-ci soit préalablement dilatée.

L'extrémité inférieure du
vagin est incomplètement
fermée, à l'état normal.
chez la femme vierge, par
l'hymen.

On désigne sous le nom
d'*hymen*, une sorte de diaphragme qui établit une
limite entre la vulve et le
vagin. Nous n'insisterons
pas ici sur les variétés d'as-
pect que présente l'hymen chez les différents sujets,
donnant lieu, tantôt, à une fente verticale, tantôt à un
diaphragme, perforé au centre ou à son tiers supérieur,
rappelant ainsi la forme d'un croissant.

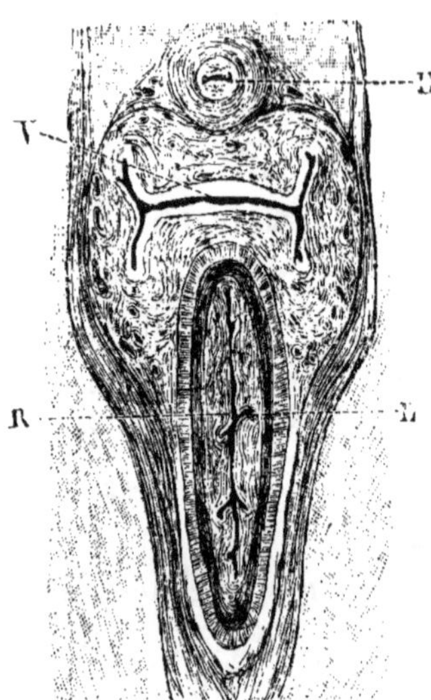

Fig. 10. — Coupe transversale
du vagin.

a) Urèthre.
v) Vagin.
e) Rectum.
l) Muscle relevant de l'anus.

Chez les petites filles, l'hymen est situé profondément, et ce n'est qu'en écartant fortement les cuisses
qu'on peut le découvrir. Plus tard il devient plus
superficiel. Sa situation présente également des différences selon les races. Il est plus profond chez les
négresses que chez les blanches.

A la suite de tentatives de coït répétées et incomplètes, il se produit, au bout d'un certain temps, une sorte d'infundibulum précédant le canal vaginal. Ce conduit sexuel artificiel peut atteindre jusqu'à 4 et 5 centimètres de long.

Quoiqu'on ait observé des grossesses, avec persistance de cette membrane, le plus souvent elle est déchirée dans les premiers rapprochements sexuels. Ce sont ses débris que l'on désigne sous le nom de *caroncules myrtiformes*.

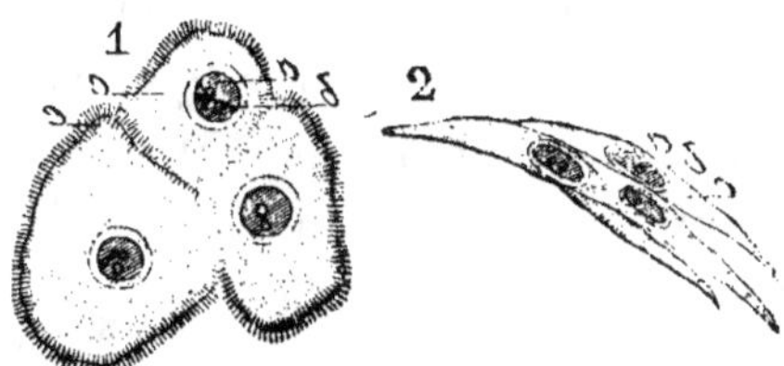

Fig. 11. — 1. Épithélium pavimenteux (éléments vus de face.) 2. Épithélium pavimenteux (éléments vus de profil, gross. de 350 diam.).
a) Noyau.
b) Nucléole.
c) Corps de la cellule.
e) Dentelures s'engrenant les unes dans les autres.

Les bords de l'hymen font généralement une saillie assez marquée. Dans certains cas, cependant, ils ne mesurent que 1 ou 2 millimètres, et bordent l'orifice vaginal à la façon d'un fil un peu épais.

Cette disposition anatomique, si variable d'une femme à l'autre, nous explique pourquoi les premiers rapports, sont, parfois, peu douloureux, et ont lieu sans déchirure ni perte de sang, et par le seul mécanisme de la dilatation ; on ne trouve pas, alors, de caroncules myrtiformes.

Ces faits, moins rares qu'on ne pense, sont importants à connaître, et permettent au médecin, dans bien des circonstances, de consoler certains maris trop soupçonneux. Ils nous rendent compte, aussi, de l'opinion de quelques anatomistes, qui sont restés dans le doute, ou ont nié l'existence de cette membrane.

Quand il y a rupture de l'hymen, l'écoulement de sang qui suit ce traumatisme est, ordinairement, peu abondant.

Chez certains sujets, il donne lieu à une véritable hémorrhagie. Nous avons été appelé, dans ces conditions, à donner des soins à de nouvelles mariées, à la suite de la première nuit de noces.

L'extrémité inférieure du vagin représente le point le plus étroit et le moins dilatable.

Elle est entourée par deux muscles constricteurs. Le plus externe, ou constricteur de la vulve, est séparé du plus interne par le bulbe, véritable organe érectile. Le constricteur interne est formé, en partie, de muscles lisses, et, en partie, de muscles striés. L'orifice vulvovaginal est donc muni d'un double anneau musculaire, dont chacun peut se contracter indépendamment de son congénère.

Les parois vaginales sont très extensibles, ce dont il est facile de s'assurer par la quantité d'ouate ou de charpie nécessaire pour pratiquer un tamponnement convenable. La longueur du vagin varie suivant une série de causes. Elle est, en moyenne, chez la femme adulte, à l'état normal, de 7 à 8 centimètres en arrière et de 6 à 6/2 en avant.

La muqueuse vaginale est sillonnée de replis transversaux et longitudinaux, *colonnes du vagin*. Hérissée de nombreuses papilles, elle est munie d'un épais révêtement d'épithélium pavimenteux stratifié (V. fig. 11). D'accord avec la plupart des anatomistes, nous n'y avons jamais rencontré de glandes. Le liquide blanchâtre, cailleboté, qui lubrifie ses parois, résulte donc de l'exsudation et de la desquamation épithéliale de la muqueuse.

La vulve et ses annexes, muqueux ou glandulaires, ne jouent qu'un rôle secondaire dans les actes sexuels, soit en provoquant des sensations voluptueuses, soit en lubrifiant les muqueuses, et facilitant ainsi la copulation.

Fécondation.

La fécondation résulte de la rencontre de l'ovule et du spermatozoïde. Le point sur lequel s'opère cette rencontre peut varier dans un même individu, et doit être très différent selon les espèces animales. Pour la femme, dont seule nous nous occupons ici, nous n'avons que des données un peu hypothétiques. Chez elle, il est probable que l'imprégnation peut s'accomplir depuis la surface de l'ovaire, jusque dans la cavité utérine. D'après les travaux les plus récents, ce serait même là que la fécondation aurait lieu le plus souvent[1].

1. On trouvera beaucoup de détails et d'observations à ce sujet dans un travail de Wyder, *Beiträge zur Lehere von der Extrauterinschwangerschaft und dem Orte des Zusammentreffens von Ovulum un Spermotozoen*: Arch. f. Gyn. B. 28, 1886, p. 358.

L'œuf, avant la fécondation, subit une modification importante ; son noyau, la vésicule germinative, se divise, en suivant le même processus que le noyau d'une cellule ordinaire. Le vitellus se divise aussi, mais d'une manière inégale. L'un des produits de division est une petite cellule polaire, tandis que l'autre est l'œuf devenu fécondable et pourvu de son noyau femelle. Cette inégalité considérable dans les produits de la division est propre à la cellule-œuf.

Nous avons déjà vu que le spermatozoïde est, dans la liqueur séminale, l'agent essentiel de la fécondation. Cet élément pénètre dans l'ovule, s'y dissout, et mêle sa substance à celle de la périphérie de l'œuf.

Bientôt, à l'endroit où a disparu le spermatozoïde, apparaît une petite tache claire, autour de laquelle se forme un aster. Cette tache claire est *le pronucléus mâle* ou *noyau spermatique* (V. fig. 15.). Le petit aster s'avance dans le vitellus, pendant que ses rayons s'agrandissent dans la direction du *pronucléus femelle* (V. fig. 15), provenant de la vésicule germinative.

Lorsque les deux noyaux ne sont plus qu'à peu de distance l'un de l'autre, ils s'attirent réciproquement, et finissent par arriver au contact et se fusionner, vers le centre de l'œuf.

Un seul spermatozoïde suffit pour féconder un ovule. Plusieurs peuvent cependant pénétrer dans l'œuf, entre la membrane et la masse vitelline rétractée. Mais il est probable que, dans ce cas, il n'y a aussi qu'un seul permatozoïd e priviligié, le plus actif évidemment, qui pénétre dans le vitellus, et devient le pronucléus mâle.

D'après les recherches les plus récentes, le spermatozoïde serait accompagné, à son entrée dans l'œuf, d'une petite masse protoplasmique qui s'unirait à un élément semblable accompagnant le noyau femelle. L'acte intime de la fécondation consisterait donc, non seulement dans l'union d'un noyau mâle et d'un noyau femelle, mais encore dans l'union de deux masses protoplasmiques accompagnant ces noyaux.

Après la fécondation, l'ovule redevient une véritable cellule, ne possédant qu'un noyau, provenant de la fusion de deux noyaux, l'un venant du mâle l'autre de la femelle. Celui-ci se segmente à son tour en un grand nombre de petites cellules, qui formeront le blastoderme, premier vestige de l'embryon. On peut donc dire, avec Balbiani, que le premier noyau de segmentation est un mélange de la matière du père et de celle de la mère, et que chaque cellule du nouvel individu renferme des molécules de ce mélange. Ainsi peut s'expliquer la transmission des qualités des parents aux descendants [1].

Nous venons de voir comment la fécondation résulte de la réunion et de la fusion de deux éléments, l'ovule et le spermatozoïde. Il faut donc, pour que la reproduction de l'individu s'accomplisse, qu'il y ait fonctionne-

---

1. V. Pour les détails relatifs à la fécondation, voy. Henneguy, *l'ovogénèse et la fécondation chez les animaux*. Paris, Delahaye, 1884.

ment normal des glandes qui produisent ces éléments, c'est-à-dire du testicule et de l'ovaire ;

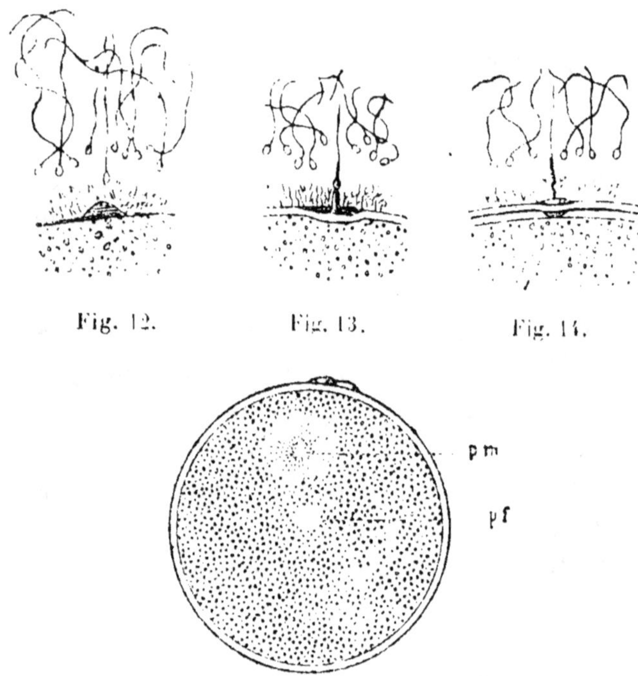

Fig. 12.   Fig. 13.   Fig. 14.

Fig. 15.

12. Portion de l'œuf montrant la formation du cône d'attraction.
13. La même portion à un stade plus avancé.
14. La même après la formation de la membrane vitelline.
15. L'œuf au moment où le pronucleus mâle vient se fusionner avec le
pronucleus femelle.

p.m) Pronucleus mâle
p.f) Pronucleus femelle.

En second lieu, que l'ovule et le spermatozoïde soient explusé et se rencontrent dans des conditions déterminées, tous deux ayant conservé leurs qualités et leur activité propres ;

Enfin que l'œuf fécondé trouve un terrain favorable à sa nutrition et à son développement.

Le rôle de la femme, dans la fonction de reproduction, est bien plus complexe que celui de l'homme. Comme lui, elle donne naissance à un élément spécial, l'ovule, qui doit posséder toutes ses propriétés physiologiques. Mais, en outre, c'est dans l'intérieur de ses organes qu'a lieu la rencontre des deux facteurs destinés à former le nouvel être, et c'est sur un point de ses mêmes organes que l'embyron vient se greffer et puiser ses principes nutritifs.

Il en résulte que, dans les ménages, l'épouse doit être, plus souvent que l'époux, cause de l'absence de progéniture.

Cependant cette idée, toute théorique, a été, à notre avis, très exagérée. On est bien loin, aujourd'hui, de l'opinion des anciens auteurs qui pensaient, que neuf fois sur dix, l'absence de progéniture est imputable à la femme. Le mari est bien plus fréquemment qu'on ne croyait, il y a encore peu d'années, le seul à incriminer.

Dans une statistique récente, publiée par Lier et Ascher, on voit que sur 424 ménages stériles, dans 169 cas, c'est-à-dire quarante pour cent, c'était le mari qui était fautif[1].

Nous allons étudier, maintenant, chez la femme, les obstacles qui peuvent s'opposer à la reproduction, dans chacune de ses phases. Selon que ces obstacles seront

1. Lier und Ascher, *Beiträge zur Sterilitätsfrage : Zeitschrift,* f. Geb. Bd. 18, 1890.

plus ou moins accusés, plus ou moins faciles ou impossibles à faire disparaître, on aura une stérilité absolue ou relative, guérissable ou inguérissable.

La première condition pour que la fécondation ait lieu, c'est que le liquide fécondant pénètre dans les organes génitaux femelles. Cette pénétration se fait, le plus ordinairement, au moyen des rapprochements sexuels. Mais l'acte génital n'est nullement *nécessaire*, ainsi que nous le verrons plus loin, à propos de la fécondation artificielle.

Causes de stérilité provenant de la vulve et du vagin.

Les imperforations de la vulve ou de la partie inférieure du vagin rendent la femme stérile et impuissante en même temps. Cependant elles passent quelquefois presque inaperçues, et ne s'opposent pas au coït, les tissus qui les constituent se laissant refouler plus ou moins profondément par les tentatives répétées de rapprochements sexuels, ou bien encore l'acte ayant lieu dans l'urèthre, graduellement dilaté par les efforts de l'organe copulateur. Nous avons observé plusieurs cas de ce genre, dans lesquels l'urèthre était suffisamment élargi pour donner passage à la verge, sans qu'il y eut néanmoins incontinence d'urine. Mais si, dans ces conditions, le coït devient possible, la stérilité n'en est pas moins fatale.

On a confondu et on confond encore souvent l'*impuissance* et la *stérilité*. Toutefois, quoique l'un de ces états soit fréquemment la cause de l'autre, il existe, entre les deux, des différences notables. L'impuissance est l'impossibilité d'accomplir l'acte sexuel, la stérilité, l'impossibilité d'avoir des enfants : l'un se rapporte à un acte volontaire de la vie animale ou de relation ; l'autre, inconscient, involontaire, rentre dans le cadre des fonctions de la vie organique ou végétative.

Quelques exemples, pris dans les deux sexes, feront mieux comprendre cette différence.

Un homme présente une anomalie de la verge, une hypospadias ou ouverture anormale du canal de l'urèthre. La déviation du jet spermatique qui en résulte est souvent, dans ce cas, un obstacle à la fécondation et, cependant, le sujet conserve toutes ses facultés viriles parfaitement intactes.

De même, à la suite de certaines inflammations de l'épididyme, le sperme perd ses qualités reproductrices, quoique l'acte vénérien soit complet et même suivi d'éjaculation. Alors tout est tellement normal, en apparence, que tel homme, de très bonne foi, affirmera qu'il n'est pour rien dans l'infécondité de son ménage, quoi qu'en réalité lui seul soit en cause. Les cas de ce genre sont plus fréquents qu'on ne le croit généralement. Il en est encore ainsi des effets produits par la castration, lorsque l'opération est pratiquée sur un sujet adulte. Les désirs et la turgescence de l'organe copulateur peuvent persister pendant des années, sept, huit, dix ans, et, néanmoins, la stérilité est absolue et irrémédiable. Dans les faits que nous venons de citer, il y a stérilité et non impuissance

Au contraire, à la suite de spermatorrhée, d'excès vénériens, d'affections cérébrales ou médullaires, on observe, parfois, une absence de désirs ou une impossibilité de l'érection, coïncidant avec la sécrétion du sperme, et d'un sperme parfaitement apte à produire l'imprégnation. Cet individu est donc fécond quoique impuissant.

Nous trouvons, chez la femme, des exemples aussi probants. L'ablation des deux ovaires rend les sujets absolument stériles, tandis que l'aptitude au coït n'est nullement modifiée, les désirs vénériens et les sensations voluptueuses sont conservées comme avant l'opération. La ménopause nous offre une situation à peu près analogue ; la femme, ne pouvant plus concevoir, n'en est pas moins apte au coït, parfois même plus ardente que dans sa jeunesse.

Chez la femme il peut y avoir aussi impuissance et non stérilité, comme le prouvent les faits de grossesse sans intromission, avec un hymen ne présentant qu'une toute petite ouverture, de quelques millimètres seulement.

Dans les relations des anciens auteurs, à l'époque où les procès pour cause de frigidité étaient fréquents, on trouve de nombreux exemples de ce genre. Telle épouse, qui accusait son mari d'impuissance, était trouvée enceinte, quoique possédant des malformations vulvaires ou vaginales qui s'opposaient au coït.

L'absence de la vulve coïncide, parfois, avec l'intégrité des organes génitaux internes. Dans ces cas, il existe dans la région qui devrait être occupée par la vulve,

un petit pertuis représentant l'orifice du sinus uro-
génital [1].

La vulve peut, dans certaines circonstances, conserver, chez l'adulte, le caractère infantile.

L'absence du vagin est difficile à distinguer du développement rudimentaire. Ce diagnostic anatomique n'a,
du reste, aucune importance, au point de vue pratique.

Le cloisonnement du conduit vaginal est dû à l'im-
perforation de l'hymen, ou à une membrane en forme
de diaphragme, située plus ou moins haut, le plus
souvent à l'union des deux tiers inférieurs avec le tiers
supérieur, c'est-à-dire à quatre ou cinq centimètres de
l'orifice vulvaire. Dans le premier cas, il y a impuissance et stérilité consécutive. Dans le second, le coït
peut très bien avoir lieu, et, si la cloison est complète,
c'est surtout par les accidents de rétention du flux
menstruel que l'attention est attirée.

Au moment de la puberté, la femme éprouve toutes
les manifestations physiologiques de la menstruation,

1. A une certaine période du développement de l'embryon,
les divers réservoirs ou conduits naturels, vessie, rectum,
vagin, qui, plus tard, seront séparés par des cloisons, s'ouvrent
dans une même cavité qu'on désigne sous le nom de *cloaque*.
Le cloaque communique avec l'extérieur par un canal appelé
sinus uro-génital. Avec les progrès du développement, le sinus
uro-génital se rétrécit de plus en plus et constitue, par sa
partie supérieure, une portion de l'urèthre, sa partie inférieure devenant le vestibule, c'est-à-dire cet espace qui donne
accès à l'urèthre en avant et au vagin en arrière. Dans certains cas d'arrêts de développement, on observe, chez l'adulte,
la persistance du sinus uro-génital.

excepté l'issue du sang par l'orifice vulvaire. Des douleurs de plus en plus vives reviennent à une époque régulière, forçant les malades à s'aliter pendant plusieurs jours. Puis, tout rentre dans l'ordre jusqu'à la période suivante, où les douleurs reprennent avec une nouvelle intensité.

L'examen local fournit des renseignements plus précis. Dans les cas de vagin rudimentaire, on voit, en écartant les grandes lèvres, que l'orifice est oblitéré par un tissu dense, ne cédant pas sous la pression du doigt. On n'observe, à l'exception de l'urèthre, aucune ouverture conduisant aux organes internes ; ou bien, un enfoncement simple ou double, se terminant en cul-de-sac, à une distance très rapprochée de la vulve. Dans ces cas de vagin rudimentaire, les symptômes généraux sont nuls ou peu accusés, l'utérus étant également rudimentaire.

Dans les cas de cloisonnement, on constate la présence d'une tumeur tendue, violacée, faisant saillie à la vulve, et remontant dans le bassin, quelquefois au-dessus de l'ombilic. Cette tumeur augmente de volume à chaque époque menstruelle, au moment où les douleurs se produisent.

Ces obstacles mécaniques, s'opposant à la pénétration ou au cheminement du sperme, nécessitent une intervention. Dans les cas dont nous venons de parler, c'est-à-dire quand l'obstacle siège à l'orifice vulvaire ou sur un point quelconque du vagin, on aura recours soit à la dilatation, soit à une opération chirurgicale.

Quand l'obstacle ne consiste qu'en une simple

membrane, une incision longitudinale ou cruciale suffit dans le plus grand nombre des cas. Mais si les tissus interposés sont épais, et qu'il faille s'y frayer un chemin pour constituer le vagin, l'opération devient beaucoup plus laborieuse.

L'absence de phénomènes menstruels généraux, à l'âge de la puberté, est une contre-indication à toute intervention chirurgicale, au moins au point de vue de la stérilité. En pareille circonstance, la femme demande souvent le secours de la chirurgie, pour lui permettre d'avoir des rapprochements sexuels, même s'ils ne doivent pas être suivis de fécondation.

Nous résumerons le procédé opératoire destiné à créer un vagin artificiel, lorsqu'il y a rétention du flux menstruel.

La vessie et le rectum préalablement vidés, la malade anesthésiée est placée dans la position de la taille. Au moyen du doigt de la main gauche introduit dans le rectum et d'un cathéter placé dans l'urèthre et maintenu par un aide, on dirigera ses manœuvres.

Dans un premier temps, on fera une incision transversale, avec deux petits débridements latéraux, à égale distance du rectum et de l'urèthre. On s'aidera ensuite des doigts et d'une spatule plutôt que du bistouri, pour décoller les tissus, en ayant soin de se tenir toujours le plus près possible de la paroi rectale, dont la lésion, ainsi que celle de la vessie, présente le plus grand écueil de l'opération. Dans un deuxième temps, quand on sera arrivé sur la tumeur, on l'incisera largement.

Après avoir débarrassé la poche du sang et des caillots qu'elle contient, on fera une injection antiseptique et un pansement à l'ouate iodoformée.

Pour s'opposer à la rétraction cicatricielle consécutive, il est très important de revêtir de téguments, l'infundibulum que l'on vient de créer. On utilisera, pour cela, le décollement et le glissement de la muqueuse et de la peau voisines, qui auront été disséquée avec soin et ménagées dans ce but. Mais, malgré l'autoplastie, le tissu cicatriciel a une grande tendance à combler peu à peu la cavité obtenue artificiellement. Aussi faut-il avoir soin de continuer pendant longtemps la dilatation. Le coït, pratiqué tous les jours, peut empêcher la rétraction des tissus de se produire.

Dans un cas cité par M. Lefort, ce chirurgien, au moyen de l'électrolyse continuée pendant un certain temps, avait réussi à creuser un canal de 7 à 8 centimètres de profondeur, mais on ignore si le résultat s'est maintenu.

Lorsqu'il existe des cloisons incomplètes, l'intervention sera indiquée s'il y a empêchement dans les rapports sexuels.

Parfois, l'absence de procréation résulte du rejet du liquide spermatique, immédiatement après le coït, soit par insuffisance de profondeur du vagin, en l'absence de tout cloisonnement, soit même que ce conduit, quoique de dimensions normales, ne retienne pas la semence. Dans ces derniers cas, on trouve presque toujours l'utérus rejeté en arrière.

D'autres fois, on a invoqué la disposition inverse,

c'est-à-dire une profondeur exagérée du cul-de-sac vaginal postérieur.

Dans le premier cas, on conseillera au mari de laisser un certain temps en place l'organe copulateur après le coït. Dans le second, on devra introduire, avant le rapprochement, un gros tampon d'ouate aseptique, pour remplir le cul-de-sac vaginal postérieur, en ayant bien soin que le tampon ne vienne pas oblitérer l'orifice du col utérin.

Certaines femmes présentent, en l'absence de toute malformation, des accidents spéciaux désignés sous le nom de *vaginisme*.

Le vaginisme se manifeste, en général, par deux phénomènes principaux : l'hyperestésie d'un point quelconque de la région génitale externe, s'accompagnant de contracture des muscles de cette même région. Ces deux symptômes, le plus souvent associés, existent quelquefois isolément, ou l'un des deux peut subsister après la disparition de l'autre.

Les différentes variétés de manifestations morbides, que l'on a désignées sous ce même nom de vaginisme, ont toutes, comme conséquence importante, d'entraver les rapprochements sexuels.

Chez les femmes qui présentent cette disposition pathologique, le moindre attouchement de l'orifice vulvaire amène des douleurs, souvent intolérables. Rarement spontanées, ces manifestations hyperestésiques se produisent, uniquement, quand on veut introduire dans les voies génitales, un corps quelconque, même peu volumineux. Toute la région vulvo-vaginale peut être douée de cet excès de sensibilité ; ou bien un point seulement, l'hymen, les caroncules myrtiformes, le clitoris. Dans plusieurs cas de ce genre, nous avons constaté également, par le toucher, des points douloureux sur le col de l'utérus.

La contraction tétanique ne siège pas toujours au même endroit. On l'observe à l'orifice inférieur du vagin, ou à une certaine distance, 4 à 5 centimètres de son orifice. Ce sont là les deux formes que l'on a décrites sous le nom de *vaginisme inférieur et supérieur*. C'est la première, surtout, qui est intéressante comme cause d'infécondité. Nous ne devons cependant la considérer que comme un danger de stérilité relative, car, malgré des rapprochements sexuels incomplets, la fécondation est possible, quoique beaucoup moins probable. On a observé des cas de grossesse, dans ces conditions, de même qu'avec la persistance de l'hymen. Parfois aussi l'intromission a lieu malgré les douleurs, et la conception se produit. Mais le vaginisme peut durer pendant la grossesse, et même persister après l'accouchement. Nous en avons observé des exemples. Outre l'entrave qu'il apporte à la fécondation, ce phénomène morbide a encore été accusé de produire l'avortement. On voit, néanmoins, des femmes ainsi atteintes arriver sans encombre au terme de la gestation.

Les accidents que nous venons de signaler sont, le plus ordinairement, sous la dépendance d'une ulcération ou d'une fissure, quelquefois minuscule et difficile à découvrir.

Celles-ci s'observent assez souvent, chez les nouvelles mariées, à la suite de tentatives infructueuses et répétées de la part d'un mari dont la vigueur est insuffisante. Ces faits sont d'autant plus importants à connaître que, dans la plupart des cas, la guérison de la lésion tégumentaire fait cesser toute manifestation morbide, et la fécondation se produit naturellement.

De même, un polype pédiculé caché dans l'urèthre, une érosion siégeant sur un périnée déchiré, les affections de la vessie, de l'anus, la vaginite ou la vulvovaginite, donnent quelquefois lieu à la contracture douloureuse du vagin.

Certaines femmes, par leur conformation spéciale, sont plus exposées que d'autres aux inflammations, d'origine traumatique, consécutives au coït.

Chez ces sujets, la vulve est parfois située de telle façon, que la verge va heurter contre la fourchette ou la fosse naviculaire, ou inversement, contre l'urèthre ou le vestibule, d'où résultent des traumatismes pouvant donner lieu à une vulvite et à des contractions douloureuses. Il suffit souvent, en pareil cas, de laisser reposer la malade pendant quelques jours, et de varier la position dans les rapprochements sexuels, pour faire disparaître tous les accidents.

Les jeunes épouses ne sont pas seules exposées à ces troubles de la sensibilité, nous avons signalé des faits prouvant qu'ils peuvent même résister à l'accouchement.

Les cas de guérison du vaginisme, par le traitement

médical seul, sont assez fréquents. Si on trouve la lésion locale, on devra, avant tout, chercher à en obtenir la cicatrisation, par des bains, des lotions chaudes avec de l'eau boriquée. Si la fissure ou l'ulcération ne guérissent pas ainsi, on aura recours à des cautérisations avec le nitrate d'argent ou la teinture d'iode, mais il faut être prévenu que ces cautérisations sont assez douloureuses. La poudre d'iodoforme, ou mieux l'iodoforme dissous dans l'éther à saturation, nous ont donné de bons résultats dans des cas de vaginisme lié à une hyperestésie du clitoris.

S'il y a seulement de la rougeur des parties hyperestésiques, des badigeonnages seront pratiqués, trois fois par jour, avec une solution de cocaïne à 5 pour 100. On emploiera aussi, comme adjuvant, les irrigations vaginales très chaudes, avec addition de bromure de potassium [1], les suppositoires vaginaux contenant de l'opium et du bromure de potassium [2].

Lorsque le vaginisme coïncide avec des points douloureux au niveau des 7ᵉ et 8ᵉ vertèbres dorsales, il y a lieu de faire de la révulsion sur cette région, de préférence en y appliquant des pointes de feu.

Si malgré ces divers moyens, la contraction doulou-

---

1. 10 grammes de bromure de potassium pour un litre d'eau bouillie.

2.   Beurre de cacao............ 4 grammes
    Bromure de potassium..... 50 centigrammes
    Extrait d'opium............ 10   —
    Acide thymique............ 5   —
pour un suppositoire.

reuse du vagin persiste après plusieurs semaines de traitement, on doit recourir à la dilatation. Celle-ci sera pratiquée, pendant l'anesthésie chloroformique, au moyen d'un spéculum dont on ouvre les valves après l'avoir introduit, et qu'on retire, ainsi ouvert, les valves étant fixées dans cette situation au moyen de la vis. Enfin, c'est dans des cas de ce genre, qu'on a réussi à obtenir la fécondation, en faisant pratiquer le coït par le mari, la femme étant sous l'influence du sommeil anesthésique.

Stérilité provenant de l'utérus.

Voyons maintenant, du côté de l'utérus, les conditions qui s'opposent à la fécondation.

Les arrêts de développement de cet organe, suivant leur degré, sont une cause absolue ou relative de stérilité.

L'absence de l'utérus, c'est-à-dire les cas où il n'en existe aucun vestige, sont extrêmement rares. Quelques auteurs même les ont niés. On voit, en effet, que dans certaines observations considérées d'abord comme une absence complète de l'utérus, des recherches plus attentives ont fait trouver des tractus fibro-musculaires, ou un utérus rudimentaire.

Moins exceptionnels sont les cas d'arrêt de développement désignés sous le nom d'utérus fœtal, infantile, ou pubescent.

On appelle *utérus fœtal*, celui qui, chez la femme

adulte, a conservé les caractères qu'il présente chez l'enfant nouveau-né. Au lieu de révêtir sa forme conoïde, il est resté cylindrique. Le col en constitue la presque totalité, la cavité du corps étant à peine développée. Les parois du corps sont plus minces que celles du col, et la longueur totale de l'organe oscille dans les environs de 4 centimètres. Le museau de tanche fait une faible saillie dans le vagin, l'orifice externe a des dimensions très minimes. Les ovaires peuvent être rudimentaires, ou normaux et fonctionner activement. Le vagin est ordinairement court et étroit.

L'utérus infantile présente quelques légères différences anatomiques d'avec l'utérus fœtal. Mais ces différences, intéressantes au point de vue de la science pure, n'ont aucune importance pour le sujet qui nous occupe. Il est même impossible, cliniquement, de distinguer l'une de l'autre les formes fœtale ou infantile.

Les femmes chez lesquelles on rencontre ces arrêts de développement présentent souvent des apparences extérieures normales. D'autres ont le bassin, les mamelles, peu développés. Ce qui attire surtout l'attention des malades et du médecin, c'est l'absence des règles. Le molimen menstruel peut subsister, avec son cortège périodique de douleurs lombaires, de migraine, même de leucorrhée.

Outre les signes fonctionnels, le palper, le toucher, et surtout le toucher combiné au cathétérisme, viendront nous renseigner sur les faibles dimensions de l'organe utérin.

Dans une observation que nous avons publiée il y a quelques années, l'utérus fœtal se compliquait de périmétrite et de métrite, si bien que l'épaisseur des parois aurait pu induire en erreur et faire croire à un organe normal, si le cathétérisme n'avait pas montré que la cavité utérine ne présentait que 4 centimètres de profondeur.

La stérilité étant la conséquence nécessaire de ces arrêts de développement, tous les moyens curatifs seraient employés en vain. Il importe, cependant, de faire un diagnostic, ne serait-ce que pour éviter aux malades les dangers et les ennuis d'un traitement inutile.

On désigne sous le nom d'*utérus pubescent*, l'anomalie de l'organe, persistant, chez l'adulte, avec les caractères qu'il présente à l'époque qui précède la puberté. On n'observe plus ici la prédominance du corps sur le col, les deux segments se partagent l'utérus à peu près en parties égales. La cavité mesure un centimètre environ de moins que celle d'un organe vierge après les premières règles.

Chez les femmes à utérus pubescent, l'état du vagin, des ovaires et des mamelles est très variable. On observe toujours, chez elles, certains troubles dans les fonctions génitales. La menstruation fait complètement défaut, ou bien elle est faible, insuffisante, irrégulière. Si l'on pratique le toucher, on s'assure que, le plus souvent, le vagin est diminué de longueur ou de largeur. D'autres fois, il a conservé ses dimensions normales. Tantôt ayant à peine le volume d'un pois, tantôt représenté par un petit cône mince et pointu, le museau de tanche ne fait dans le vagin qu'une saillie presque inappréciable. L'orifice externe est souvent rétréci, au point de ne pas permettre l'introduction de l'hystéromètre. On peut, alors, au moyen d'un stylet flexible, s'assurer du peu d'étendue de la cavité utérine.

Dans les cas de ce genre, c'est ordinairement l'absence des règles, à l'âge où on les voit généralement se produire, qui attire surtout l'attention.

Il s'agit de savoir, toutes les fois qu'on est en présence d'un cas d'aménorrhée, si celle-ci est due à une cause anatomique ou physiologique, c'est-à-dire à un vice de conformation, ou à un état général de l'organisme.

Si la femme n'a que seize ou dix sept ans, on peut attendre et surveiller la marche des phénomènes. Si elle a dépassé vingt ans, il est extrêmement probable que l'aménorrhée est due à une disposition anatomique, qu'un examen complet pourrra seul permettre de préciser.

La cause de tous ces arrêts de développement nous est complètement inconnue. On a dit qu'ils se rencontraient surtout chez des femmes débiles, scrofuleuses, rachitiques, atteintes de chlorose au moment de la puberté. Cette étiologie ne résiste pas aux faits observés chez des femmes robustes et très bien constituées sous tous les autres rapports.

Les gynécologistes ne sont pas d'accord relativement au pronostic de l'utérus pubescent. Les uns considèrent cet état comme incurable, et entraînant fatalement la stérilité. D'autres admettent la possibilité d'une guérison et d'une fécondation ultérieure. Nous nous rangeons complètement à la seconde opinion, et croyons qu'en pareil cas on doit intervenir, et chercher à obtenir des modifications compatibles avec une imprégnation future.

Pour atteindre ce but, il sera d'abord indiqué de fortifier la constitution par une bonne hygiène, l'exercice, la gymnastique, jointe à un régime substantiel. L'usage du fer et du quinquina trouvera sa place, surtout dans les cas s'accompagnant de chlorose ou d'anémie. Mais le fer agit souvent peu chez les chlorotiques, si on les laisse dans les mêmes conditions d'existence. Aussi devra-t-on conseiller à ces malades le séjour au bord de la mer, et même les bains de mer, s'il n'y a pas de manifestations hystériques concomitantes, ou bien encore une station dans un lieu élevé on l'on recourrait au traitement hydrothérapique. Nous avons souvent remplacé avec avantage les ferrugineux par les préparations d'hémoglobine.

Rappelons en passant, à propos de l'emploi du quinquina, combien il faut mettre les malades en garde contre l'usage intempestif du vin de quinquina pris à jeun avant les repas. C'est un médicament qu'on ordonne à chaque instant, dans n'importe quelle affection. Nous croyons que, surtout chez les femmes, le vin est un mauvais mode d'administration du quinquina. D'abord, la quantité de substance active contenue dans un petit verre de vin est excessivement minime. Ensuite, il entre dans la fabrication de ce médicament, une quantité considérable d'alcool, et la dyspepsie, si fréquente chez les jeunes femmes chloro-anémiques, se trouve souvent fort mal de son action. Il sera indiqué, seulement, si l'on croit utile de donner, avec le quinquina, une petite dose d'alcool. Même dans ces cas, on doit recommander de n'en faire usage qu'à la fin du repas, et non au commencement, comme on en a le plus souvent l'habitude. Nous avons eu l'occasion de voir des femmes devenues dyspeptiques, sous l'influence d'un verre de vin de quinquina, pris à jeun, pendant plusieurs semaines, et, chez lesquelles, la cessation du médicament avait suffi pour faire disparaître tous les troubles digestifs. C'est donc sous la forme de poudre ou d'extrait, qu'on administrera de préférence les préparations quiniques[1].

Dans ces cas d'arrêt de développement, quand la femme a atteint l'âge de vingt ans environ, on peut chercher à agir sur l'organe utérin lui-même par l'emploi de l'électricité.

Les excitations portées directement sur la muqueuse utérine doivent être également tentées. Le cathétérisme répété, ou l'introduction d'une petite tige laissée à demeure pendant quelques heures, la malade gardant le repos au lit, rempliront cette indication. Dans ces diverses manœuvres, nous ne saurions trop recommander de s'entourer de toutes les précautions antisepti-

---

1. Nous employons ordinairement la formule suivante :

    Extrait mou de quinquina.............. 4 grammes.
    Poudre de quinquina q. s.

F. S. A. 20 pilules, dont on prendra 4 par jour, 2 au moment des deux principaux repas.

ques, sur lesquelles nous reviendrons plus en détail à propos de la dilatation du col utérin.

Nous avons peu à nous occuper ici d'autres anomalies de l'organe gestateur, dues également à des arrêts de développement, telles que l'utérus unicorne et les différentes variétés d'utérus doubles [1]. Dans les cas d'utérus unicorne complètement développé, la grossesse évolue souvent sans encombre, et l'on a vu succomber des femmes présentant cette anomalie à une dixième ou à une douzième couche. Quand l'organe est inégalement double, si le produit de conception est logé dans la corne principale, l'accouchement a lieu, le plus généralement, dans les conditions ordinaires. Si c'est la corne rudimentaire qui contient le fœtus, on doit redouter une rupture du troisième au sixième mois. Ces cas, qui ont beaucoup de rapport avec les grossesses tubaires, entraînent ordinairement la mort.

Les femmes porteurs d'utérus doubles sont très aptes à concevoir. On a cité des observations de 14 et 17

1. L'utérus se développe aux dépens de deux canaux isolés, tubes ou canaux de Müller. Ceux-ci se fusionnent partiellement. vers la huitième semaine de la vie embryonnaire. pour constituer l'utérus et le vagin. tandis que les parties qui doivent former les trompes restent séparées. Chez la plupart des animaux, les canaux de Müller ne se soudent pas, ou ne s'unissent qu'à leur extrémité inférieure, d'où résultent les utérus bicornes, comme chez le chien, le lapin, le cobaye. Selon que l'un ou l'autre des canaux de Müller manque ou s'atrophie de bonne heure, ou que leur fusion est complètement ou partiellement entravée, on voit se développer les différents genres de malformations congénitales de l'utérus ou du vagin.

grossesses, malgré cette malformation. Le plus ordinairement, la gestation atteint son terme. D'autres femmes avortent un nombre de fois considérable, sans pouvoir arriver au neuvième mois. Mais, en résumé, pas plus l'utérus unicorne que les diverses variétés d'utérus doubles ne sont une cause de stérilité. Et si les femmes présentant des organes ainsi conformés sont, peut-être, un peu plus exposées à des accidents puerpéraux, ces dangers ne sont ni assez constants, ni assez notables, pour constituer un empêchement au mariage.

Les oblitérations et les rétrécissements du col de l'utérus, causes fréquentes de stérilité, sont congénitales ou acquises.

L'oblitération congénitale de l'utérus est beaucoup plus rare que celle qui se produit après la naissance. Celle-ci se rencontre, le plus souvent, à l'orifice externe, et résulte, soit de la formation de tissu fibreux cicatriciel, soit d'adhérences établies entre la muqueuse du vagin et celle du col utérin. Les cautérisations intempestives et les lésions cervicales consécutives à l'accouchement sont les causes les plus ordinaires de cette catégorie d'accidents. On a aussi signalé la gangrène, les ulcérations, la blennorrhagie, la syphilis. Mais il est probable que les cas cités comme d'origine blennorrhagique ou syphilitique étaient plutôt dûs à des cautérisations.

De même que l'oblitération, le rétrécissement du col est congénital ou acquis, et alors également dû aux solutions de continuité consécutives à l'accouchement, ou à l'inflammation et à l'ulcération, et surtout aux cautérisations mal faites.

La diminution de calibre peut siéger sur divers points de la cavité cervicale. Dans la forme congénitale, elle porte, ordinairement, sur toute la longueur. Le museau de tanche est pointu, conique, induré. L'orifice externe est petit, souvent à peine reconnaissable, par l'examen au spéculum, à une gouttelette de mucus qui s'en échappe. Quelquefois cet orifice est caché par la lèvre antérieure, plus saillante que la postérieure.

Le rétrécissement s'observe isolément à l'un des orifices, interne ou externe, ou bien aux deux à la fois. Celui de l'orifice externe est de beaucoup le plus fréquent. D'après Sims, dans 85 pour 100 des cas de stérilité naturelle, on trouve un col conique avec étroitesse de l'orifice.

Le rétrécissement du col coïncide, parfois, avec un arrêt de développement de l'utérus, ou même de tout l'appareil utéro-ovarien. Il est très important, au point de vue du pronostic et du traitement, de ne pas confondre ces cas avec les rétrécissements simples, coexistant avec un système génital parfaitement conformé du reste. Les dimensions du corps de l'utérus, et les caractères des accidents dysménorrhéiques qui accompagnent la plupart des cas de ce genre, permettent, le plus ordinairement, de les distinguer les uns des autres.

Outre les rétrécissements anatomiques, on observe, chez certaines femmes, des rétrécissements spasmodiques, se produisant au niveau de l'isthme, comparables à ce qu'on rencontre parfois du côté de la vessie.

C'est en pratiquant le cathétérisme utérin que l'on constate l'existence de ce trouble fonctionnel, qui joue, croyons-nous, un certain rôle dans l'étiologie de la stérilité. Celle-ci est rarement absolue, par le fait du rétrécissement cervical anatomique ou spasmodique, qui diminue seulement les chances de fécondation, en y apportant une entrave d'autant plus grande que le diamètre des orifices est plus petit.

Les rétrécissements cervicaux s'accompagnent ordinairement de troubles menstruels, principalement de dysménorrhée.

Pour bien comprendre le mode d'action de l'étroitesse du col utérin, il faudrait connaître d'une façon plus précise le mécanisme de la pénétration des spermatozoïdes. Leurs mouvements propres constituent, sans nul doute, le principal agent de leur progression. Nous avons vu, en effet, qu'ils se meuvent avec une vitesse variable selon les cas et selon les milieux, vitesse qui est, en moyenne, d'environ 1 à 3 millimètres par minute.

Mais ces mouvements propres ne sont peut être pas l'unique cause de leur pénétration dans l'utérus. On a admis, autrefois, que l'éjaculation devait se faire directement dans le col utérin lui-même. Ces conditions n'existent pas quand l'utérus est normalement situé. L'orifice cervical regarde en arrière, et le jet porte principalement sur la paroi antérieure et externe du museau de tanche.

Il n'est pas possible non plus, comme on l'a dit, que

le gland agisse à la façon d'un coin, pour pousser entre les lèvres le liquide fécondant. Sims pense que le muscle constricteur du vagin, en se contractant sous l'influence de l'acte vénérien, applique l'extrémité pénienne sur le col. Mais combien de femmes sont fécondées, qui n'ont jamais aucune contraction des muscles du vagin.

On a supposé que le mucus alcalin du col était projeté hors de la cavité cervicale, sous l'influence d'une sorte d'érection, pendant le coït, et ramené ensuite par le retrait des tissus, après s'être mélangé aux spermatozoïdes. C'est encore un processus du même genre qui a fait admettre l'aspiration du liquide fécondant par le museau de la tanche.

D'un autre côté, on comprend qu'un bouchon muqueux extrèmement épais, semi solide, comme on en observe quelquefois, soit un obstacle à la pénétration du sperme avec un col rétréci. Haussmann, dans ses recherches sur la vitalité des éléments spermatiques, a presque toujours rencontré des spermatozoïdes dans le mucus cervical, quelques heures après le coït, quand l'orifice était normal, et jamais quand ses dimensions ne dépassaient pas deux centimètres.

Les observations concordent donc pour démontrer le rôle important des rétrécissements du col dans la pathogénie de la stérilité.

Cependant les mouvements spontanés des zoospermes [1] suffisent à leur pénétration dans les voies géni-

_____

1. On emploie indifféremment l'expression de spermatozoïde ou de zoosperme pour désigner les éléments fécondants.

tales, comme le prouvent les cas de grossesses surve-
nues malgré la persistance de l'hymen, et, encore
mieux, les cas de grossesses abdominales se produisant
après l'ablation de l'organe utérin, la fécondation
ayant eu lieu, alors, à travers un trajet fistuleux qui
faisait communiquer directement le vagin avec la cavité péritonéale.

Le traitement de ces diverses anomalies du col utérin
varie avec les différents termes de ces malformations.

S'il existe une oblitération complète du col, on doit
avoir recours à une incision, dont on surveillera la cicatrisation ultérieure, de façon à s'aider de la dilatation si l'incision n'était pas suffisante.

Ce qui domine la situation dans la plupart des oblitérations complètes du canal vulvo-utérin, c'est la rétention du flux menstruel. C'est également cet ordre
d'accidents qui apporte les indications précises, quant
au mode d'intervention et au moment où on doit intervenir.

Les rétrécissements du col utérin, beaucoup plus
fréquents que les oblitérations, ont joué un grand rôle
dans ces dernières années, relativement à la théorie et
à la thérapeutique de la stérilité.

Quelques auteurs ont considéré cette importance
comme exagérée, en se basant sur ce fait, que là où
passe un globule sanguin, c'est-à-dire le sang des règles, un spermatozoïde peut passer. Cette comparaison
n'est pas exacte, car le spermatozoïde pénètre surtout
par ses mouvements propres, c'est-à-dire avec peu de
force, tandis que le sang menstruel est expulsé à l'aide

des contractions utérines, parfois très énergiques dans ces conditions.

Il est certain, néanmoins, que la disparition du rétrécissement est très fréquemment suivie d'une conception.

On confond souvent, sous une même dénomination, deux états fort différents comme disposition anatomique et comme étiologie, et, par conséquent, comme pronostic et traitement.

Chez certaines femmes le rétrécissement du col s'accompagne d'un arrêt de développement de l'utérus et des ovaires. Dans ces conditions, il y a peu ou pas d'écoulement menstruel, et pas de douleurs périodiques au moment des règles.

Chez d'autres, au contraire, le rétrécissement coïncide avec l'intégrité de tout le reste de l'appareil utéro-ovarien. Cette seconde catégorie de malades présente, la plupart du temps, des accidents dont la marche est presque typique. En les interrogeant sur leurs antécédents, on apprend que, même avant le mariage, les époques menstruelles s'accompagnaient de crises douloureuses. Ces crises devenaient de plus en plus intenses et les rapports sexuels n'avaient fait qu'en augmenter l'acuité. A l'examen local, on trouve un utérus de dimensions normales, plus souvent hypertrophié, et une atrésie du canal cervical ou seulement de l'orifice externe.

Le meilleur mode de traitement des rétrécissements du col utérin consiste dans la dilatation.

Un grand nombre de chirurgiens, à l'exemple de

Sims, ont conseillé des opérations consistant dans l'in_
cision du col, ou l'ablation d'une partie de l'extrémité
inférieure du museau de tanche.

Ces opérations, peut-être utiles s'il y a, avec l'étroitesse, une élongation hypertrophique ou une hypertrophie partielle, lésions dont nou snous occuperons
dans la suite, ne nous paraissent pas indiquées dans
les cas où on a affaire à une simple atrésie.

Lorsque le rétrécissement s'accompagne d'un développement incomplet de l'utérus et des ovaires, la dilatation serait tout à fait illusoire. Il est préférable,
dans ces circonstances, d'instituer le traitement que
nous avons indiqué à propos de l'utérus pubescent,
cathérisisme de la cavité utérine répété tous les deux
ou trois jours avec une bougie très fine, applications
locales d'électricité.

La dilatation agit surtout favorablement dans les
rétrécissements du canal cervical coïncidant avec l'intégrité de tout le reste de l'appareil utéro-ovarien, et
s'accompagnant de crises douloureuses au moment
des règles. Dans ces cas là, il suffit parfois d'une seule
dilatation pour obtenir, en même temps, la disparition
des accidents dysménorrhéiques et la conception.

La dilatation du col utérin se fait généralement avec
des tiges de laminaire iodoformées. On doit préalablement désinfecter le conduit vaginal au moyen d'injections antiseptiques de sublimé au deux millièmes, et de
tampons d'ouate iodoformée laissés à demeure dans le
vagin. Si l'on veut obtenir une dilatation complète de
la cavité utérine, on commence par des tiges de lami-

naire et on termine par des éponges préparées et antiseptiques.

Dans les cas de stérilité, où on veut obtenir seulement un diamètre de quelques centimètres, une dilatation complète est inutile ; aussi la laminaire suffit-elle ordinairement. Son emploi n'a jamais donné lieu, entre nos mains, à aucun accident, même des plus minimes, mais à la condition de recourir rigoureusement à la méthode antiseptique.

Il est prudent de faire garder le lit à la malade pendant tout le temps que dure la dilatation.

Parfois le séjour d'un corps étranger dans le col utérin amène des coliques plus ou moins violentes. Il faut, en pareil cas, donner de petites doses d'opium, et faire des applications de glace sur les parois abdominales.

Dans les rétrécissements spasmodiques de l'orifice cervical, la dilatation graduelle, au moyen de bougies de plus en plus gros calibre, donne de bons résultats. Même avec ce procédé, plus inoffensif encore que les tiges de laminaire, on doit prendre les plus grandes précautions antiseptiques.

Tous les deux jours, on introduit dans la cavité cervicale, après l'avoir laissée tremper dans une solution de sublimé, une bougie en gomme de plus en plus gros diamètre. Celle-ci doit-être conduite lentement et avec douceur, sans jamais chercher à forcer ou à vaincre un obstacle. On la maintiendra en place pendant cinq à dix minutes chaque fois.

Cette manœuvre ne nécessite pas le séjour au lit,

comme à la suite de l'introduction de l'éponge préparée ou de la laminaire. Elle peut être exécutée dans le cabinet du médecin, à la condition, cependant, de tâter d'abord la sensibilité de l'utérus, très variable selon les sujets.

Quelques femmes sont prises de syncope pour un simple cathétérisme utérin, même tenté avec toute la douceur possible. Ces derniers cas sont, heureusement, exceptionnels, et la dilatation progressive, au moyen de bougies, faite avec les précautions voulues, est presque toujours bien supportée, et n'amène ni douleur, ni aucune conséquence fâcheuse.

Outre les empêchements mécaniques qui entravent la pénétration des spermatozoïdes, il en est d'autres, d'ordre chimique. Ceux-ci dépendent des diverses altérations des liquides vaginaux ou utérins, modifications qui peuvent diminuer ou détruire la vitalité des zoospermes. Nous avons signalé déjà les résultats expérimentaux acquis à ce sujet, et l'action néfaste produite par les acides sur les éléments fécondants. Aussi a-t-on attribué, avec raison, croyons nous, une importance considérable au degré d'acidité des liquides utéro-vaginaux, comme cause de stérilité.

A l'état normal, le mucus vaginal est acide et le mucus utérin alcalin. Le sperme est promptement altéré par son séjour dans le vagin. Il résulte de recherches faites à ce sujet, que les spermatozoïdes, en contact avec la muqueuse vaginale, perdent leur activité presqu'immédiatement, et au plus tard au bout de douze heures. Tandis que dans le mucus cervical, sept et huit jours après le dernier coït, un certain nombre d'entre eux avait conservé toute leur mobilité.

Sous l'influence de la menstruation, l'action nocive du liquide vaginal est considérablement atténuée, ce qui augmente les chances de fécondation à ce moment physiologique.

On a admis aussi que les éléments spermatiques peuvent subir incomplètement l'influence défavorable des sécrétions génitales, de façon à ne pas perdre leurs mouvements, mais à voir, cependant, leurs propriétés fécondantes diminuées, de sorte qu'ils arriveraient bien jusqu'à l'ovule, mais ne parviendraient pas à y pénétrer. Ces faits ne représentent qu'une hypothèse, logique peut-être, mais ne se basant sur aucune observation directe.

L'action délétère des sécrétions vaginales acides sur la vitalité des spermatozoïdes, l'utilité, au contraire, des produits alcalins sur les mouvements spontanés de ces éléments donnent lieu à des applications thérapeutiques spéciales. Ainsi il sera utile de faire pratiquer des irrigations alcalines, le soir avant de se coucher, le bassin étant légèrement élevé, de façon à ce que les organes baignent un certain temps dans le liquide médicamenteux.

On devra employer, pour ces irrigations, des eaux naturelles alcalines telles que les eaux de Vichy ou de Vals, ou bien des liquides additionnés de sels de soude ou de potasse, ou un mélange contenant un gramme de potasse et 150 grammes de sucre pour mille d'eau. Ainsi que nous l'avons déjà dit, ce liquide complexe

conserve très longtemps les mouvements des spermatozoïdes, les ranimant même quand ils les ont per-
dus.

Les bains au sous-carbonate de soude (200 grammes
pour chaque bain) seront aussi indiqués. Si on veut en
retirer le profit qu'on en espère, il faut recommander
aux malades d'introduire un speculum pendant la
durée du bain, sinon, son action locale est illusoire,
puisque l'eau ne pénètre pas dans le vagin.

C'est peut-être, à leurs propriétés alcalines, que certaines sources thermales doivent une partie de leurs
bons résultats, dans les nombreux cas où une grossesse
suit de près un traitement de ce genre. Mais l'action
des cures thermales sur la conception dépend de causes
très diverses, dont quelques-unes d'ordre tout à fait
extra-médical, et sur lesquelles il est inutile d'insister.
Ce qui est certain, c'est qu'après une saison aux eaux,
des femmes, jusque là stériles, deviennent souvent
enceintes.

Nous avons donc là un moyen très utile, et qu'il ne
faut jamais négliger, pour celles qui désirent ardemment devenir mères. Nous reviendrons sur cette question des eaux minérales, à propos du traitement de la
stérilité en rapport avec les diathèses ou les maladies générales.

D'autres anomalies du col utérin ont également de
l'importance relativement à la stérilité. De ce nombre
sont les *allongements hypertrophiques*.

L'augmentation de volume porte sur divers points
du col. Tantôt c'est la portion sous-vaginale, c'est-à-

dire la partie située au-dessous de l'insertion vaginale.
tantôt c'est la portion sus-vaginale, située au-dessus
de cette insertion, qui est atteinte : on a décrit aussi
une hypertrophie du segment moyen.

Ces allongements hypertrophiques, à quelque variété qu'ils appartiennent, apportent une entrave à
la fécondation, et même, dans les cas très accusés, peuvent être à la fois une cause d'impuissance et de stérilité, en empêchant les rapports sexuels.

Il ne faut pas confondre ces hypertrophies partielles
de la région cervicale, avec le prolapsus utérin. La présence du col allongé à l'orifice vulvaire, malgré la
situation normale du fond de l'utérus, ne permet pas
de commettre cette erreur de diagnostic.

Le pronostic varie, relativement à la stérilité, selon
le degré de l'hypertrophie. Celle-ci n'est pas, cependant, un obstacle absolu à la fécondation, car nous
avons vu des femmes devenir enceintes, malgré cette
disposition anatomique très accentuée : ces derniers
cas sont l'exception. Chez un très grand nombre de
femmes n'ayant jamais eu d'enfants, malgré un vif
désir de maternité, nous avons constaté une des formes
d'élongation hypertrophique du col utérin.

Parfois une des lèvres du museau de tanche s'hypertrophie isolément. Elle empiète alors sur l'autre, la
couvre, et l'orifice cervical se trouve ainsi bouché,
au moins de bas en haut. Si les deux lèvres s'hyper-
trophient ensemble, c'est souvent aux dépens du calibre du canal cervical, qui devient de plus en plus
étroit et sinueux. Lorsqu'il y a *ectropion*, c'est-à-dire

renversement à l'extérieur avec épaississement de la muqueuse intra-cervicale, l'orifice paraît entr'ouvert et plus large qu'à l'état normal. Mais souvent, au dessus, le col est bouché, ou à peu près, par l'accollement ou le gonflement de la muqueuse. Le cathétérisme permet de constater ces différentes dispositions.

Le traitement consiste à retrancher la partie hypertrophiée.

Dans les cas d'élongation de la portion sous-vaginale, l'éloignement des points sur lesquels on opère, d'avec le péritoine et la vessie, rend l'excision plus facile.

On a employé divers procédés pour l'amputation du col utérin : les ciseaux, le thermo-cautère, l'écraseur, l'anse galvano-caustique. Actuellement, la plupart de ces méthodes sont abandonnées et remplacées par l'amputation au moyen du bistouri.

Toute section par écrasement, ou par un instrument incandescent, donne lieu à une cicatrice inodulaire aboutissant à la sténose. Les amputations circulaires avec le bistouri ont le même inconvénient, quoiqu'à un moindre degré. Aussi doit-on préférer les amputations à deux lambeaux pour chaque lèvre, qui permettent, par l'affrontement et la soudure des muqueuses sectionnées, d'éviter le rétrécissement consécutif de l'orifice utérin.

La femme étant anesthésiée et placée dans la position de la taille, la fourchette est fortement abaissée à l'aide d'une valve. On sectionne les commissures du col jusqu'au cul-de-sac, avec des ciseaux ou un gros bistouri convexe. On incise ensuite la muqueuse interne de la lèvre antérieure, de bas en haut et obliquement, puis la muqueuse externe de la même façon, afin que les deux incisions se rejoignent, en limitant un segment conique à base inférieure et à sommet supérieur. Les deux lambeaux ainsi obtenus sont réunis au moyen de 5 à 6 points de suture au catgut. La même opération est répétée pour la lèvre postérieure. On suture ensuite les deux commissures par un ou deux points.

Il est utile de faire de l'irrigation continue pendant toute la durée de l'opération. Celle-ci terminée, on introduit dans le vagin un tampon iodoformé, qu'on laissera pendant trois jours. Après avoir retiré le tampon, on fera matin et soir des irrigations vaginales au sublimé à 1/2000, et la guérison sera complète au bout d'une quinzaine de jours. La malade devra garder le lit jusqu'à cette époque.

Dans les cas d'hypertrophie de la portion sus-vaginale, Huguier avait proposé une méthode opératoire qui a été longtemps en usage. Mais aujourd'hui, quel que soit le procédé employé, on cherche toujours, et avec grande raison, à affronter les muqueuses, après l'excision d'un lambeau conoïde sur chaque lèvre.

Il n'est pas nécessaire d'enlever une grande quantité de tissu, l'amputation d'une faible partie du col amenant une diminution de volume du reste de l'organe. Quelle que soit l'interprétation que l'on donne de ce fait, il n'en reste pas moins acquis comme résultat de l'observation clinique.

Au point de vue qui nous occupe ici, c'est-à-dire relativement à la fécondation, on ne doit conseiller une opération qu'après plusieurs années de mariage, puisqu'en pareille circonstance l'imprégnation se produit parfois, naturellement, et en l'absence de toute intervention.

Dans les cas d'hypertrophie d'une ou des deux lèvres du museau de tanche, il faut sectionner les parties hypertrophiées qui peuvent boucher l'orifice cervical, en ayant toujours soin de réunir les bords de la muqueuse conservée. Souvent aussi, dans ces circonstances, on réussit au moyen de la dilatation.

Déviations utérines.

A une certaine époque, une école, dont Velpeau fût un des principaux chefs, considérait les déviations comme dominant presque toute la pathologie de l'utérus, et, par conséquent, comme une cause fréquente de stérilité. Aujourd'hui encore, quelques gynécologistes leur attribuent une grande importance.

D'après les recherches que nous avons faites à ce sujet et par l'expérience de nombreuses années de pratique gynécologique, nous croyons qu'on a beaucoup exagéré l'action pathologique des différentes variétés de version et de flexion. Celles-ci agissent bien moins par elles-mêmes, que par les complications qui leur font cortège, principalement la métrite, la périmitrite, la salpingite et la pelvi-péritonite.

On dit qu'il y a *déviation de l'utérus,* toutes les fois que l'un ou plusieurs de ses axes ne présentent plus leur direction normale.

Chez la femme saine, l'organe utérin est mobile autour d'un axe fictif, représenté par l'insertion du vagin sur le col, par les ligaments utéro-sacrés, et par l'union intime qui existe entre la vessie et la partie antéro-supérieure du segment cervical. Ses moyens de suspension et de fixation, extrêmement lâches, lui permettent de suivre, en partie, les mouvements du corps, selon la position du sujet. Sa mobilité physiologique n'est conservée, qu'à la condition que les ligaments possèdent encore leur laxité normale. S'il existe un certain degré de rigidité, ou un raccourcissement sur un point quelconque de leur trajet, l'utérus est fixé dans une situation pathologique.

C'est la situation du corps utérin qui sert à dénommer les diverses variétés de déviations.

Quand l'organe est dévié en totalité, on dit qu'il y a *version.*

Quand le corps seul est modifié dans sa situation, le col conservant son axe normal, on dit qu'il y a *flexion.*

Il y a *antéversion* ou *antéflexion,* quand le fond de l'utérus est porté exagérément en avant, *rétroversion ou rétroflexion,* quand le fond est porté en arrière, *abaissement ou prolapsus,* quand il est, en totalité, situé plus bas qu'il ne devrait l'être, *élévation* quand il est au-dessus du plan qu'il occupe à l'état normal.

La déviation qui aurait le plus d'importance, au point de vue de la stérilité, serait l'antéflexion, et encore, même dans cette forme, nous avons vu des femmes devenir enceintes, malgré une antéflexion tellement complète, que le fond de l'utérus était situé sur le même plan que l'extrémité inférieure du col.

Parfois l'antéflexion coïncide avec un arrêt de développement, l'utérus ayant alors les caractères que nous avons précédemment décrits. Dans ces cas, la déviation ne joue aucun rôle, c'est le développement incomplet de l'organe qui s'oppose à la fécondation.

La rétroflexion n'empêche généralement pas l'imprégnation de se produire, mais elle constitue une cause de stérilité relative, en exposant les malades à un ou plusieurs avortements successifs. C'est ordinairement, vers le troisième mois, que l'embryon est expulsé.

Ce que nous venons de dire du peu d'importance des déviations utérines, aussi bien au point de vue des manifestations pathologiques en général, qu'en tant qu'obstacle à la procréation, nous dispense de nous étendre sur le traitement des diverses variétés de déplacements de l'utérus. Cependant, quelquefois, l'usage d'un pessaire approprié a pu faciliter la conception, ainsi que Sims en a rapporté plusieurs exemples.

Pour notre part, personnellement, nous sommes de moins en moins partisan de l'emploi des pessaires, dont l'usage, dans la plupart des cas, présente plus d'inconvénient que d'avantages pour les malades. S'il s'agissait seulement de recourir à un pessaire pour faciliter l'imprégnation, ces inconvénients seraient moins accusés, l'appareil ne restant pas longtemps à demeure, et n'étant pas une cause d'irritation et d'infection, comme lorsqu'il doit séjourner longuement dans les voies génitales.

Frappés du peu d'action qu'exercent les pessaires vaginaux sur la situation du fond de l'utérus anté ou rétro-fléchi, beaucoup d'auteurs ont conseillé les pessaires intra-utérins. C'est surtout dans l'antéflexion suivie de dysménorrhée et de stérilité que ce mode d'intervention a été préconisé.

Il est certain qu'on a obtenu des succès par leur emploi. Mais à côté d'avantages très aléatoires, le séjour d'une tige rigide dans la cavité utérine présente de graves inconvénients et de sérieux dangers. Aussi repoussons-nous l'application des pessaires intra-utérins. Dans les cas d'antéflexion auxquels nous venons de faire allusion, il est préférable de recourir à la dilatation de la cavité cervicale.

Il est souvent utile de donner aux époux quelques indications sur la situation à prendre pendant les rapprochements sexuels.

Dans les cas de rétroversion, on a conseillé de faire pratiquer le coït, la femme étant sur les coudes et les genoux. Edis prétend avoir obtenu, par ce simple moyen, de nombreux succès, et il l'emploie presqu'exclusivement dans ces conditions.

Les indications de ce genre varient avec chaque cas, et seront absolument opposées selon qu'il y aura antéversion ou rétroversion. C'est au médecin à les préciser, alors qu'il aura constaté l'état et la situation des organes, dans les diverses stations.

Le *prolapsus utérin* peut empêcher la procréation Cependant, on a vu assez souvent des femmes fécondées malgré un prolapsus complet, soit que l'utérus fut refoulé et réduit par l'acte du coït, soit que l'extrémité du membre viril pénétrât directement dans la cavité cervicale dilatée.

Nous ne parlerons pas ici de l'*inversion utérine*, qui est, évidemment, une cause absolue de stérilité. Sa rareté d'abord, en outre la gravité des symptômes auxquels elle expose les malades, lui enlèvent à peu près tout intérêt relativement à la reproduction.

L'élévation de l'utérus, en dehors de quelques curiosités anatomiques, est presque toujours symptomatique, soit d'adhérences péritonéales, soit de tumeurs développées dans les parois utérines, ou dans les annexes, corps fibreux, kystes de l'ovaire.

Dans ces conditions, les culs-de-sac sont effacés, étirés, et le fond du vagin est rétréci en forme d'entonnoir. Ses parois sont lisses, et perdent les plis et rugosités de l'état normal. Le museau de tanche raccourci ne constitue plus, au fond de l'entonnoir, qu'une petite tubérosité à peine appréciable.

On a considéré l'élévation de l'utérus comme une cause de stérilité, en s'appuyant sur la difficulté qu'aurait le liquide fécondant à arriver à l'orifice cervical. Cette affirmation *a priori* ne nous paraît pas pouvoir résister aux cas, relativement assez nombreux, où la conception a eu lieu, malgré la persistance de l'hymen. En somme, cette variété de déplacement de l'utérus n'apporte pas un obstacle absolu à l'imprégnation, mais la rend seulement plus difficile. Il faut tenir compte aussi, en pareil cas, du plus ou moins d'énergie et de vitalité des spermatozoïdes.

Métrites.

Les différentes formes de *métrites ou inflammations de l'utérus* peuvent apporter un obstacle à la reproduction. Nous avons exposé, ailleurs [1], les raisons qui nous ont fait diviser les métrites en métrite muqueuse et métrite parenchymateuse, selon que les lésions dominent du côté de la muqueuse ou du côté du parenchyme fibro musculaire.

Nous ne dirons rien des formes aiguës, qui intéressent peu notre sujet, pour ne nous occuper que des métrites chroniques.

C'est principalement lorsque les altérations portent sur la muqueuse, que les femmes sont exposées à devenir stériles. La métrite peut être la conséquence de la menstruation, surtout au moment où cette fonction s'établit, et au moment où elle cesse. Nous avons souvent constaté des accidents de ce genre à l'époque de la puberté et de la ménopause. Mais ce qui domine l'étiologie de cette affection, c'est la puerpéralité, et surtout l'infection locale due à l'introduction de micro-organismes dans la cavité utérine.

C'est surtout par le procédé pathogène de l'infection, que l'accouchement et l'avortement sont fré-

1. *Traité de gynécologie.* 2e édition, 1884.

5

quemment le point de départ de la métrite. Nous en dirons autant de la blennorrhagie, qui joue un si grand rôle dans le développement des maladies génitales de la femme, d'où la stérilité.

Nous devons insister tout spécialement sur ces faits, à cause de leur importance primordiale pour le sujet qui nous occupe. Chez un grand nombre de femmes atteintes de métrite, on constate, en recherchant les antécédents, que les troubles de santé ont suivi de peu le mariage. Quelques semaines après les premiers rapports, la jeune épouse est prise de malaises, de douleurs dans le ventre, s'accompagnant de pertes muco-purulentes. Si vous interrogez le mari, il vous avoue qu'il a eu il y a quelques mois, ou quelques années, une blennorrhagie dont il est complètement guéri, qu'il ne lui reste plus qu'un léger suintement uréthral, le matin au réveil, une *goutte militaire* ainsi qu'on dénomme vulgairement ce genre d'écoulement.

Sans s'en douter, et se croyant tout à fait indemne, il a contagionné sa femme, et l'on observe dans les produits de sécrétion le gonococcus de Neisser (V. Fig. 17).

Le plus souvent, dans ces conditions, la blennorrhagie reste limitée à la cavité cervicale, mais trop fréquemment aussi, elle gagne la muqueuse du corps et les trompes, comme nous le verrons à propos de la salpingite. C'est, parfois, sous l'influence d'une exploration intempestive, d'un avortement ou d'un accouchement, agissant comme cause occasionnelle, que cette infection se propage.

On a accusé aussi les excès de coït de développer

la métrite, en se basant sur sa fréquence chez les prostituées. Nous ne voulons pas nier la possibillité de cette interprétation, surtout si des rapports exagérés ont lieu au moment des règles, ou s'ils coïncident avec d'autres fatigues, comme celles du voyage de noces. Mais dans beaucoup de cas de ce genre, c'est une blennorrhagie latente qui est en cause, bien plus que la répétition trop fréquente ou trop énergique de l'acte sexuel.

Dans les cas de métrite ancienne, remontant souvent à plusieurs années, la dilatation du corps de l'utérus et l'atrophie de la muqueuse rendent moins facile la fixation de l'œuf. Lorsque les altérations sont principalement accusées du côté du segment cervical, leur signification est différente chez les multipares ou les nullipares. Chez les premières, les conceptions ultérieures ne sont nullement entravées, à moins que la cavité cervicale ne soit complètement oblitérée par des productions kystiques (amas d'œufs de Naboth). Chez les nullipares, au contraire, l'imprégnation est souvent rendue difficile. Il ne faut pas oublier que, contrairement à une opinion très répandue, l'inflammation utérine n'est pas rare chez la jeune fille, surtout dans les premiers temps qui suivent l'établissement de la puberté.

L'action de la métrite parenchymateuse sur la stérilité dépend moins des modifications de structure du tissu utérin lui-même, que des complications qui l'accompagnent, principalement la périmétrite. Celle-ci agit de diverses manières, soit en fixant anormalement ou en oblitérant le pavillon de la trompe, ce que nous verrons à propos de la salpingite, soit en éloignant les ovaires de leurs rapports physiologiques, ou en entravant l'expulsion des ovules par un entourage de néomembranes (V. Fig. 13).

Si, malgré ces difficultés, la conception a lieu, le plus ordinairement les adhérences cèdent peu à peu, sous l'influence de la dilatation progressive de l'utérus. Ou bien, si elles sont par trop résistantes, l'organe gestateur est gêné dans son développement, et l'embryon est expulsé prématurément.

La fécondation suit souvent de près la guérison de la métrite. Aussi devra-t-on traiter l'affection utérine pour faire cesser la stérilité.

Les irrigations vaginales chaudes (48 à 50 degrés) avec addition d'acide borique, suivies de pansements avec des tampons d'ouate iodée ou boriquée trempés dans la glycérine, donneront de bons résultats.

Dans la métrite muqueuse chronique, car la forme aiguë ne nous intéresse pas ici, outre le traitement général, on aura recours aux cautérisations de la cavité cervicale avec la teinture d'iode, l'acide chromique, ou d'autres caustiques. Nous donnons la préférence à l'acide chromique, à la condition de ne pas employer un excès de liquide, et de faire une injection à grande eau, immédiatement après la cautérisation, avant de retirer le spéculum. C'est surtout dans les cas de catarrhe abondant, muco-purulent, du col, qu'on est en droit d'attendre de bons effets des modifications de la muqueuse et de ses glandes, relativement à l'obstacle plus ou moins grand que l'état de cette muqueuse et de ses produits de sécrétion apporte à l'imprégnation. Quand les lésions existent au-dessus de l'orifice interne, c'est dans la cavité du corps de l'utérus que doit être porté l'agent modificateur.

Dans la forme de métrite dite, parenchymateuse, les scarifications du col sont utiles surtout dans les premières périodes. A cette phase, principalement, un traitement bien dirigé guérit souvent la métrite, et, en même temps, la stérilité qui en était la conséquence.

On a conseillé d'associer aux scarifications, des injections interstitielles de créosote, pratiquées dans le col de l'utérus lui-même, avec un mélange à parties égales de créosote de hêtre pure, d'alcool et de glycérine. Le spéculum ayant été introduit, on fait avec la seringue de Pravas, chargée de la solution sus indiquée, deux ou trois piqûres de 2 à 5 millimètres de profondeur, dans une des lèvres du museau de tanche, et on pousse doucement le piston de manière à injecter quelques gouttes de liquide. Il est préférable de ne traiter qu'une seule lèvre à chaque séance [1].

Dans la période secondaire ou d'induration, notre principale ressource réside dans les applications de fer rouge sur le col. Ce moyen, très en usage il y a quelques années, est moins employé aujourd'hui, malgré les facilités apportées à son maniement par l'appareil Paquelin.

Autant le pronostic nous paraît favorable quand la métrite au début est bien soignée, autant nous devons

1. Auvard et Touvenain, *Semaine médicale*, décembre 1891.

peu compter sur les résultats du traitement, dans les phases plus avancées de la maladie, quand le tissu utérin est profondément modifié dans sa structure.

Dans les cas de métrite muqueuse, si les divers moyens mis en usage sont restés sans effet, on devra recourir au curettage de la cavité utérine.

Grâce au progrès dus à l'antisepsie, cette opération occupe aujourd'hui une grande place dans le traitement des métrites. Depuis quelques années, il y a même une tendance à en abuser. Nous avons eu l'occasion de soigner plusieurs malades, pour lesquelles on avait conseillé le curettage, et qui ont guéri sans aucune intervention chirurgicale. Nous n'en considérons pas moins ce mode de traitement comme très utile, dans les cas rebelles, quand les moyens plus simples ont échoué.

Quoique le curettage constitue une opération peu douloureuse, il est préférable d'endormir les malades. Beaucoup de chirurgiens conseillent de faire la dilatation préalable du col utérin. La plupart du temps celle-ci est inutile, et, neuf fois sur dix, la curette pénètre sans difficulté. Pour peu qu'on rencontre de la résistance, on obtiendra le résultat voulu à l'aide du dilatateur d'Ellinger, ou en introduisant deux ou trois bougies dans le canal cervical.

On doit choisir, pour opérer, les jours qui suivent la cessation des règles.

La malade étant placée dans la position dorsosacrée, les cuisses relevées et soutenues par deux aides, le col est attiré à la vulve au moyen d'une pince de

Museux fixée dans la lèvre antérieure. Après avoir pratiqué le cathétérisme pour s'assurer de nouveau de la direction et de la profondeur de l'utérus, on introduit la curette, de préférence une curette mousse, et on gratte les divers points de la muqueuse, en ayant soin de passer partout jusqu'au fond et dans les angles. Après avoir retiré la curette, on lave la cavité au moyen d'une sonde à double courant, en faisant passer un demi-litre de solution phéniquée chaude à 1 pour 100. Ce lavage, en même temps hémostatique et antiseptique, entraîne les caillots et les débris de muqueuse. On remplace ensuite la sonde par la canule d'une seringue de Braun, remplie de teinture d'iode ou de perchlorure de fer à 30 degrés, et on injecte en retirant peu à peu la canule. Pendant ce temps, on fait sur le col une irrigation continue à plein jet, afin de diluer et d'entraîner l'excès de liquide qui cautériserait le vagin et la vulve. Après un dernier lavage de la cavité utérine pratiqué avec la sonde à double courant, on enlève les pinces de Museux. L'utérus est remis en place et maintenu par un tampon d'ouate iodoformée introduit au fond du vagin, et qu'on ne retirera qu'au bout de trois jours. On fait ensuite, matin et soir, une irrigation vaginale de sublimé à 1/2000. Il est quelquefois utile, dans les cas de métrite très invétérée, de faire tous les deux jours, après le curettage, une injection intra-utérine de teinture d'iode.

Parmi les accidents qui peuvent résulter du curettage, on a signalé, en première ligne, la perforation de l'organe. La plupart du temps, on est averti dès qu'on dépasse les limites de la muqueuse, par la différence de consistance des tissus. Toutefois, dans certaines conditions, surtout après des accouchements, ou avortements récents, le parenchyme utérin, ramolli, aminci, pourrait être perforé avec une facilité inattendue. On obviera à ce danger en opérant avec une curette mousse, maniée toujours obliquement par rapport à la surface.

L'hémorragie qui pourrait accompagner l'opération est empêchée par les injections astringentes.

Quant à la péritonite, si redoutée autrefois, et avec raison, pour toute opération pratiquée dans la cavité utérine, nous ne l'observons plus guère aujourd'hui dans ces conditions, grâce à une antisepsie rigoureuse.

Les suites éloignées du curettage ont un intérêt notable au point de vue qui nous occupe ici. La muqueuse utérine ayant une grande facilité à se reconstituer, on arrive, par ce procédé, à substituer une nouvelle muqueuse régénérée dans un milieu aseptique, à un tissu infecté par les germes pathogènes, et dont les modifications profondes seraient longues à disparaître en l'absence d'intervention locale.

D'après les observations recueillies dans ces derniers temps, 30 pour cent des malades ayant subi cette opération sont devenues enceintes. La fécondité de la femme, loin d'être compromise par le curettage, serait donc, au contraire, facilitée dans des proportions considérables [1].

Chez un assez grand nombre de sujets, à la suite

1. Pozzi, *Traité de gynécologie*, 1890, p. 210.

de l'accouchement, on observe une déchirure persistante du col, existant le plus souvent à gauche, mais parfois aussi des deux côtés. La plupart du temps, cette disposition n'entraîne aucun trouble pathologique. Lorsqu'elle est très accusée, divisant le museau de tanche jusqu'à l'insertion du vagin, elle amène parfois des douleurs, et surtout un catarrhe abondant. C'est alors qu'on a conseillé de restituer au col sa forme normale, au moyen de la *trachélorrhaphie ou opération d'Emmet*. Celle-ci consiste à aviver les bords de la déchirure, et à les réunir par quelques points de suture.

Nous ne décrirons pas la technique de ce mode d'intervention, qui se rapproche beaucoup de ce que nous avons dit à propos de l'amputation du col utérin, et des précautions à prendre en pareil cas.

On a beaucoup discuté au sujet de cette opération, les uns l'accusant de produire la stérilité, les autres la considérant comme un moyen de faciliter la conception. Il résulte des travaux les plus récents publiés sur cette question, que les opérations plastiques, amputation, résection, suture de déchirures, pratiquées sur le col utérin, n'empêchent pas sa dilatabilité, et donnent lieu à des cicatrisations primitives, sans production de tissu inodulaire rétractile. On n'a donc pas à craindre la stérilité ou la dystocie, comme conséquence de l'opération d'Emmet convenablement pratiquée [1].

Mais on a abusé de la trachélorrhaphie. Si elle est

---

1. Ducasse. *De la conception, de la grossesse et de l'accouchement après la trachélorrhaphie et l'amputation du col de l'utérus*, Thèse de doctorat, Paris, 1889.

indiquée dans quelques cas, dans beaucoup d'autres elle est inutile. On a considérablement exagéré les inconvénients des déchirures du col, en leur attribuant des avortements, des ménorrhagies, la stérilité. Chez plusieurs malades auxquelles on avait proposé l'opération d'Emmet, la guérison a eu lieu sans intervention sanglante, au moyen d'applications de teinture d'iode ou d'acide chromique, de façon à obtenir une réunion progressive des angles de la déchirure. On adjoindra aux attouchements locaux, des pansements avec des tampons de glycérine et de tannin [1].

Tumeurs de l'utérus.

Les néoplasmes de l'utérus ont une action très variable sur la fécondation, suivant leur volume, et surtout suivant leur siège.

Les fibromyomes ont été considérés par beaucoup d'auteurs comme étant une résultante du non fonctionnement de l'utérus. Le mal fondé de cette hypothèse nous semble démontré aujourd'hui, et chacun s'accorde à considérer ces tumeurs, non pas comme une conséquence, mais comme une cause assez fré-

1. Introduire matin et soir dans le vagin, aussi profondément que possible, des tampons d'ouate boriquée imbibés du mélange suivant :

Glycérine (neutre). . . . . 30 grammes
Tannin. . . . . 4 —

En enlevant chaque tampon, faire une irrigation chaude avec de l'eau boriquée à 20/1000.

quente de stérilité, soit qu'elles agissent en empêchant la rencontre des deux éléments reproducteurs, mécaniquement ou par l'endométrite qui les accompagne, soit que, par des contractions anormales, elles entraînent l'expulsion prématurée du produit de conception.

La variété sous-séreuse agit par l'intermédiaire des péritonites locales dont elle est le point de départ, ou par le fait de la pression exercée sur l'utérus et du rétrécissement qui en résulte.

Les fibromes interstitiels, ou sous muqueux, ont une plus grande importance à cause des hémorragies et du catarrhe, quelquefois énorme, auxquels ils donnent lieu. Ils constituent aussi un obstacle mécanique, en oblitérant plus ou moins les diverses régions de la cavité utérine. Cette action est due, surtout, aux tumeurs pédiculées ou polypes, que ceux-ci appartiennent à la variété fibreuse ou muqueuse. Ils peuvent aussi être la cause occasionnelle d'une grossesse extra-utérine, quand ils siègent vers l'orifice tubaire. Amenant ainsi une oblitération insuffisante pour empêcher le passage du spermatozoïde, mais ne permettant pas à l'œuf fécondé de cheminer jusque dans la cavité utérine.

Nous avons vu des femmes, stériles depuis plusieurs années, devenir enceintes après l'ablation d'un polype, surtout dans des cas de polypes muqueux venant faire saillie entre les lèvres du museau de tanche.

Il suffit, pour en débarrasser les malades, de saisir la petite tumeur entre les mors d'une pince creusée d'une cavité (pince à polype), ou même d'une pince à pansements ordinaire, et de pratiquer l'arrachement après quelques mouvements de torsion.

Quand le pédicule est trop épais pour permettre l'emploi de ce procédé si simple, on peut avoir recours au serre nœud. Après l'extirpation il est prudent de toucher le point d'implantation avec un pinceau chargé d'une solution de perchlorure de fer. La vascularisation de cette forme de polype exposant, plus que pour la variété fibreuse, aux dangers des hémorragies.

C'est également au moyen du serre nœud qu'on enlève, le plus ordinairement, les fibromyomes pédiculés ou polypes fibreux.

Si l'ablation est impossible ou contre-indiquée, les préparations d'ergot de seigle trouvent ici leur emploi. soit sous forme d'ergotine ou d'ergotinine en injections hypodermiques, soit introduites par les voies digestives.

Dans ce cas, nous préférons recourir à la poudre d'ergot, à la dose de 40 à 60 centigrammes par jour, en intercalant des périodes de quinze jours de traitement et quinze jours de repos. La cessation des métrorrhagies, souvent obtenue sous l'influence de ce traitement, pourrait suffire à permettre l'imprégnation. Les eaux de Salies seront très avantageusement recommandées à ce genre de malades.

Quand la tumeur est volumineuse, on serait peut-être plus nuisible qu'utile en cherchant à obtenir une conception. En effet, la présence d'un gros corps fibreux aggrave considérablement le pronostic de la grossesse, soit qu'il y ait avortement, ou que la tumeur agisse comme danger de dystocie.

L'influence du *cancer utérin* sur la fécondation est aussi variable que celle des fibromyomes. La conception a lieu souvent dans ces conditions; mais, en général, la grossesse est interrompue. Le siège exact du néoplasme a une grande signification, à ce point de vue. Quand les lésions ne remontent pas au-delà de l'orifice interne, la gestation arrive ordinairement à son terme. En présence de la gravité de l'affection, et des dangers qu'elle entraîne à courte échéance pour la vie de la femme, sa signification est à peu près nulle au point de vue de la stérilité.

Affections des trompes.

Les *maladies des trompes*, et principalement leurs diverses formes d'inflammation ou *salpingites*, ont pris une grande importance en gynécologie dans ces dernières années. Cette importance n'est pas moindre au point de vue spécial qui nous intéresse ici.

Les lésions tubaires entraînent la stérilité, en apportant au cheminement de l'ovule et du spermatozoïde un obstacle mécanique. Même, si cet obstacle n'existait pas, l'altération des liquides résultant de ces lésions a une influence funeste sur la fécondation. Cependant la duplicité de ces organes diminue un peu la valeur de leurs états pathologiques, toutes deux devant être atteintes pour empêcher la procréation. D'autant qu'il est démontré, aujourd'hui, que l'ovule peut passer d'un côté à l'autre, si bien qu'expulsé par l'ovaire droit, par exemple, il gagne la trompe gauche, et inversement.

Divers arrêts de développement peuvent frapper ces conduits, soit à l'une de leurs extrémités, plus rarement dans d'autres points de leur trajet. Leur absence ou leur état rudimentaire coïncide, le plus souvent, avec une lésion de même ordre du côté de l'utérus. Les conduits tubaires sont, parfois, uniquement indiqués : leur lumière étant oblitérée congénitalement dans toute la longueur, ou seulement sur un ou plusieurs points. Ou bien l'orifice abdominal est rétréci et à peine visible au milieu des franges qui manquent rarement.

Les déviations tubaires sont consécutives à la présence de tumeurs utérines ou ovariennes, à des déplacements de l'utérus, et, surtout, à des inflammations ou à des adhérences qui les fixent dans les situations les plus variées. La fixation de la trompe sur un point insolite s'accompagne, dans bien des cas, d'oblitération du pavillon.

Les oblitérations des oviductes sont susceptibles de se produire sur un point quelconque de leur étendue ; plus particulièrement à une de leurs extrémités abdominale ou utérine, soit consécutivement à une inflammation péritonéale, soit sous l'influence d'un néoplasme ou d'un épaississement de la muqueuse.

La *salpingite* entrave assez souvent la fécondation, par le fait du simple gonflement de la muqueuse, ou par l'effacement des plis qu'elle présente à l'état normal et la disparition de son épithélium vibratile. Si les lésions sont doubles, la stérilité en sera la conséquence forcée. Même quand elles ne siègent que d'un seul côté, il est rare que l'autre n'ait pas perdu ses propriétés physiologiques sous l'influence de l'inflammation catarrhale.

Les femmes atteintes de salpingite présentent des accidents variés. Elles accusent, presque toujours, une douleur siégeant dans la région latérale et inférieure de l'abdomen, dans le voisinage de l'aine. Ces sensations douloureuses, se manifestant, le plus souvent, sous forme d'élancements, sont exaspérées par le toucher vaginal ou rectal et le palper abdominal.

On constate également, par ces divers modes d'examen, la diminution de mobilité de l'utérus, et une tumeur plus ou moins volumineuse, bosselée, très sensible à la pression causée par le doigt explorateur. Tantôt la petite masse douloureuse existe immédiatement sur les côtés de l'utérus, séparée de cet organe par un sillon plus ou moins prononcé, tantôt au contraire elle semble située en arrière de lui.

On a divisé les salpingites, selon la nature de l'exsudat pathologique qui remplit la trompe, en hydro-salpingite, salpingite catarrhale, pyo-salpingite, hémato salpingite, salpingite tuberculeuse[1]. Ces divisions, très intéressantes pour l'anatomo-pathologiste, n'ont pas grande importance au point de vue où nous nous plaçons ici.

Nous retrouverons, pour l'inflammation des trompes, les causes étiologiques que nous avons signalées à

1. Voy. Terrillon. *Salpingites et Ovarites*, 1891, page 20.

propos de la métrite. En première ligne, la puerpéralité, et surtout l'expulsion prématurée d'un produit fœtal, c'est-à-dire une fausse couche de six semaines à trois mois.

En second lieu, la blennorrhagie. Celle-ci, localisée le plus souvent dans l'urèthre ou le vagin, peut, chez certaines femmes, envahir l'utérus et remonter de là jusqu'aux trompes.

Il n'est pas toujours nécessaire que la maladie se soit manifestée primitivement par une vaginite blennorrhagique. Elle débute, parfois, par la muqueuse utérine et de là gagne les trompes. Ces blennorrhagies utéro-tubaires passent souvent inaperçues. Elles sont, le plus ordinairement, la conséquence de rapports avec un homme qui ne présente que les caractères d'une blennorrhagie ancienne, et chez lequel les phénomènes de l'uréthrite aiguë ont disparu depuis longtemps.

Combien avons-nous vu de ménages, dont la femme est devenue stérile dans ces conditions, sans que le mari se doutât qu'il était en cause.

Dans la plupart des cas de salpingite, l'ovaire et le péritoine correspondant sont également atteints.

Chez beaucoup de sujets, l'inflammation de la trompe guérit par un traitement médical. Les irrigations vaginales chaudes avec de l'eau boriquée seront conseillées. Les malades garderont le repos absolu, et les irrigations seront faites dans la position couchée. En outre, on ordonnera des bains additionnés de sels de Salies (de Béarn), ou, plus tard, quand les malades peuvent se mouvoir sans danger, une saison dans une station thermale, telles que Salies, Salins ou Néris, selon les cas.

Nous avons employé, souvent avec succès, les applications, sur le bas-ventre, de compresses imbibées d'eau mère de Salies, recouvertes de tafetas gommé.

Les vésicatoires, très usités autrefois, n'ont qu'une légère action sur l'élément douleur. Nous leur préférons de beaucoup les pointes de feu.

On a conseillé la dilatation de l'utérus, comme moyen de guérir la salpingite. Nous croyons peu à l'utilité de la dilatation dans ces cas, nous en dirons autant du curettage. Le massage local, préconisé par quelques-uns, nous parait dangereux en pareille circonstance.

Dans le traitement de la salpingite chronique, des pyo ou hydro-salpingites, on oublie trop souvent que le résultat doit viser, tout à la fois, la disparition des troubles pathologiques, et la restauration de l'intégrité fonctionnelle et anatomique de l'organe.

Pour obtenir ce double résultat, quelques chirurgiens ont recours à la ponction suivie d'aspiration, comme dans les collections purulentes situées dans d'autres régions. Nous ne nous étendrons pas sur la technique de ce procédé, qu'on trouvera exposée dans les traités de chirurgie gynécologique [1].

Quand tous les traitements ont échoué, il reste,

1. V. à ce sujet : *Des maladies des trompes de Fallope et de leur traitement*, par More Madden. The Dubl. J. of. méd. sciences 1892 et *Annales de gynécologie*, 1892, t. XXXVII.

comme dernière ressource, la laparotomie suivie de l'ablation des trompes malades. Cette opération qui a donné de nombreux succès, dans des cas rebelles à tous les autres moyens essayés, ne présente pas grande utilité, au point de vue de la stérilité. La privation des deux oviductes rend l'infécondité absolue et irrémédiable. Peut-être, néanmoins, dans certains cas, lorsqu'une seule des trompes est malade, son ablation pourrait être utile à la reproduction, en remettant la santé générale : l'oviducte subsistant suffirait alors à la fécondation.

Affections des ovaires.

Nous arrivons maintenant aux lésions des ovaires, dont l'importance est d'autant plus évidente, que ces organes contiennent l'élément principal de la reproduction, l'ovule. L'absence des deux ovaires, en tant qu'anomalie isolée, est un fait tellement rare, qu'il n'en existe, croyons-nous, aucune observation bien positive.

Ce vice de conformation coïncide, presque toujours, avec d'autres arrêts de développement, incompatibles avec la vie. Les cas rapportés par les anciens, d'absence des ovaires, chez l'adulte, étaient probablement consécutifs à la torsion des ligaments, d'où peut résulter une atrophie plus ou moins complète de l'organe.

Quelques auteurs ont également admis, comme cause d'atrophie ovarienne, des maladies générales, telles que la chlorose, la scrofule, la tuberculose, le rachitisme, ou l'abus de certaines substances, l'alcool et l'opium, par exemple. Dans la plupart de ces faits, sinon dans tous, ayant observé l'absence des règles, on en a conclu à l'atrophie des glandes ovigènes.

Des ovaires rudimentaires coïncident, ordinairement, avec des lésions congénitales analogues du côté de l'utérus. Cependant ce rapport n'est pas nécessaire ; et on rencontre, parfois, avec un utérus rudimentaire, des ovaires normaux, fonctionnant même avec activité. Faits très compréhensibles du reste, d'après ce que nous savons du développement indépendant des deux ordres d'organes.

L'examen histologique d'ovaires rudimentaires a montré, tantôt que les ovules et les follicules faisaient complètement défaut, tantôt au contraire, on a constaté dans ces glandes, réduites à des dimensions très minimes, l'existence des ovules.

L'absence ou l'état rudimentaire des ovaires ne se reconnaît, pendant la vie, à aucun signe certain. On a dit que cette anomalie était liée à l'aménorrhée permanente. Or, il est bien démontré, aujourd'hui, que l'aménorrhée peut exister, malgré des ovaires très développés et une ovulation active. On a également avancé que la privation, ou la non activité de ces organes, amenait des changements notables dans les formes et l'habitus extérieur de la femme. Ces rapports, en tout cas, sont loin d'être constants.

Il résulte, en effet, des travaux les plus récents sur cette question, que le type féminin est parfaitement compatible avec l'atrophie congénitale ou le développement incomplet des deux glandes, et que les caractères sexuels apparents en sont tout à fait indépendants.

Les ovaires ne paraissent, non plus, avoir aucune action sur les appétits sexuels. Ceux-ci étaient nuls chez des femmes dont les ovaires étaient normaux et fonctionnaient activement, tandis qu'on a vu des femmes exceptionnellement passionnées, quoique porteurs de glandes rudimentaires.

En somme, les anomalies ovariennes peuvent se soupçonner, mais non s'affirmer pendant la vie. L'aphorisme, *propter solum ovarium mulier est quod est*, n'est vrai que relativement à la reproduction. Mais ici sa signification est absolue, et, quand l'atrophie ou l'arrêt de développement porte sur les deux glandes, ce qui est le plus fréquent, il en résulte une stérilité forcée, à laquelle rien ne peut remédier.

Si on suppose que l'infécondité dépend d'un développement incomplet ou d'un fonctionnement insuffisant des ovaires, se manifestant par une absence de l'écoulement périodique, ou par des menstrues faibles et irrégulières, c'est surtout aux modificateurs généraux qu'on devra recourir.

Un exercice modéré en plein air, associé à l'hydrotérapie, au massage, à la gymnastique, constituera une série de moyens très utiles. Nous en dirons autant des cures thermales, surtout des eaux sulfureuses, des bains de mer, si la malade est plus ou moins atteinte de lymphatisme. On doit, en outre, si l'appétit est insuffisant, donner à l'intérieur quelques préparations de quinquina ou d'autres amers, le columbo, le quassia, la noix vomique.

Le fer sera administré avec prudence, dans les conditions de ce genre. En effet, quand on constate de l'aménorrhée prolongée chez une jeune fille ayant dépassé l'âge de la puberté, il faut toujours se méfier de la tuberculose. Et, dans ce dernier cas, les préparations martiales sont plus nuisibles qu'utiles. Aussi ne doit-on les administrer qu'à bon escient. C'est surtout dans la chlorose vraie, que le fer donne quelques succès. Il agit beaucoup moins bien dans les autres formes d'anémie, comme celle qui accompagne fréquemment les arrêts de développement d'organes importants.

Diverses altérations pathologiques de l'ovaire sont aussi cause d'infécondité.

Parmi celles-ci, l'*ovarite*, ou inflammation des ovaires, a été signalée par presque tous les auteurs. Cependant, ceux-mêmes qui ont le plus insisté sur l'importance de l'ovarite, ont reconnu que l'inflammation, limitée à la glande, est excessivement rare.

On a divisé l'ovarite, au point de vue anatomique, en *folliculaire* et *parenchymateuse*. La sclérose est la lésion qui correspond à la généralité des inflammations subaiguës ou chroniques. Au début, elle n'est pas incompatible avec l'ovulation. Mais si elle s'accentue davantage, les follicules sont comprimés et s'atrophient. La compression des filets nerveux, produite par la sclérose, a été considérée comme une cause fréquente d'accidents nerveux, pour lesquels on a trop souvent pratiqué l'ablation des ovaires.

On a cité quelques cas dans lesquels les lésions auraient débuté par le tissu ovarien lui-même. Mais, presque toujours, les altérations de l'ovaire sont secondaires.

Nous croyons qu'on a trop augmenté l'importance de l'ovarite dans la pathologie de la femme, et, par conséquent, relativement à la stérilité.

Il ressort de nos recherches anatomo-pathologiques que, dans les ovarites chroniques, les lésions glandulaires paraissaient, presque toujours, s'être développées secondairement. Elles consistaient, surtout, en un épaississement considérable de la couche externe, et s'accompagnaient de salpingite, de pelvipéritonite, de lymphangite.

Dans ces circonstances, les causes de non fécondation sont complexes, et résultent, soit de la fixation de l'ovaire loin du pavillon de la trompe, soit de lésions de la trompe elle-même, soit de l'enveloppe formée par des exsudats et des fausses membranes, soit enfin de la disparition ou de l'atrophie des follicules, quelquefois de tout le tissu ovarien. On trouve alors, à l'autopsie, le deux glandes dégénérées et transformées en deux poches purulentes. Il est bien évident que, dans ces cas, l'ovulation est impossible et la stérilité irrémédiable.

Les douleurs qu'on provoque chez certaines femmes, en pressant sur la région ovarienne, n'est nullement patagnomonique de l'inflammation de l'ovaire, comme l'avaient cru quelques auteurs. On l'observe également dans les cas de salpingite, de pelvipéritonite, et surtout chez les hystériques, en l'absence de toute modification anatomique appréciable.

Lorsque nous avons examiné, *post mortem*, les organes génitaux d'hystériques, qui montraient, au plus haut point, cette hyperestésie locale, nous n'avons jamais rencontré d'inflammation de l'ovaire.

On a beaucoup exagéré la sensibilité de l'ovaire, à l'état normal. Il est facile de s'en assurer dans les cas où, sous l'influence de tissus relachés et très dépressibles, on arrive à saisir la glande entre les deux doigts introduits dans le vagin, et les deux doigts de l'autre main déprimant les parois abdominales.

L'importance étiologique attribuée à l'onanisme et aux excès sexuels est plus une idée théorique, en rapport avec le rôle hypothétique et exagéré qu'on avait attribué à l'ovaire dans la pathogénie des maladies des femmes, que le résultat de faits d'observation.

Par une similitude qui est loin d'être démontrée, on a admis, pour les ovaires, une atrophie consécutive aux oreillons, comme pour les testicules. Les rares observations d'ovarite ourlienne qui ont été publiées, n'ayant jamais subi le contrôle anatomique, ne nous semblent pas très probantes. Aussi n'est-ce qu'avec la plus grande réserve que nous signalons l'ovarite ourlienne double, comme cause possible de stérilité. Nous en dirons autant de l'ovarite syphilitique.

Le traitement médical des inflammations des ovaires ne présente rien de spécial, et sera le même que celui que nous avons conseillé pour la salpingite.

Quant au traitement chirurgical, qui consiste à enlever les organes malades, il peut présenter un intérêt au point de vue des maladies de l'appareil génital de la femme, mais il n'en a aucun relativement à la stérilité, puisqu'il rend celle-ci absolue et certaine, si les deux ovaires sont extirpés.

Dans le cas d'ablation d'une seule glande, nous n'avons qu'à répéter ici ce que nous avons déjà dit à propos de la salpingite, que l'ablation pourrait faciliter la fécondation, en faisant cesser les souffrances et les diverses manifestations pathologiques.

On sait très peu de chose relativement aux affections des follicules et de l'ovule. Chez l'enfant, et même chez l'adulte, un grand nombre de follicules s'atrésient et l'ovule disparaît peu à peu sans être expulsé. Certaines fièvres graves, et quelques maladies générales, la tuberculose par exemple, semblent agir sur l'activité de ce mécanisme régressif.

On est en droit de supposer que, poussé au-delà de ses limites physiologiques, ce processus arrive à détruire tous les follicules, et à causer, par conséquent, une stérilité complète. C'est là une hypothèse soutenable, mais nullement démontrée.

Les dégénérescences fibreuses, cancéreuses, tuberculeuses, kystiques, des ovaires, peuvent empêcher la conception. Il faut alors que les deux glandes soient atteintes et modifiées dans toute leur étendue.

Pour les kystes de ces organes, on voit, souvent, le tissu ovarien normal persister, malgré le volume considérable des tumeurs. Dans les cas où nous avons constaté cette persistance, les vésicules de Graaf se

rencontraient uniquement au voisinage du pédicule.
Le néoplasme agissait donc ici, plutôt, en modifiant les
rapports de l'ovaire et de la trompe, qu'en empêchant
la production ou l'expulsion des ovules. Mais, dans
beaucoup de gros kystes ovariques, les follicules de
Graaf ne se retrouvent sur aucun point. D'où fécondation impossible, si les deux ovaires sont également et
aussi complètement transformés.

La hernie des ovaires, ne serait-ce que par son peu
de fréquence, présente, une importance minime relativement à notre sujet. Du reste, il résulte des observations de ce genre publiées par les auteurs, que la
glande continue à fonctionner, malgré la situation
anormale. Ce ne serait donc que par les changements
de rapports, que les hernies de l'ovaire pourraient
agir sur la procréation.

Pelvipéritonites.

Les inflammations du péritoine pelvien, ou *pelvipéritonites*, jouent un rôle important dans l'étiologie de la
stérilité. Les travaux publiés dans ces dernières années ont un peu diminué cette importance, en montrant
que bien des symptômes, attribués à la pelvipéritonite,
étaient dus à la salpingite. Il n'en est pas moins vrai,
qu'avec ou sans salpingite, l'inflammation péritonéale
entraîne souvent à sa suite l'absence de fécondité.

Peu d'affections ont donné lieu à autant de discussions et à des théories aussi diverses que les inflammations du petit bassin. Pour les uns, elles étaient loca-

lisées dans le tissu conjonctif péri-utérin ou des ligaments larges. Pour d'autres, le péritoine seul était
atteint. D'autres, enfin, incriminaient principalement
les lésions du système lymphatique.

La confusion qui résultait de ces opinions, contradic-
toires en apparence, provenait surtout de ce que chacun
tirait des conclusions générales et absolues, d'un ou
deux faits bien observés, et voulait faire rentrer tous
les cas dans le même cycle.

Il est rare, du reste, que les lésions soient exactement localisées sur un point. Chez la plupart des mala-

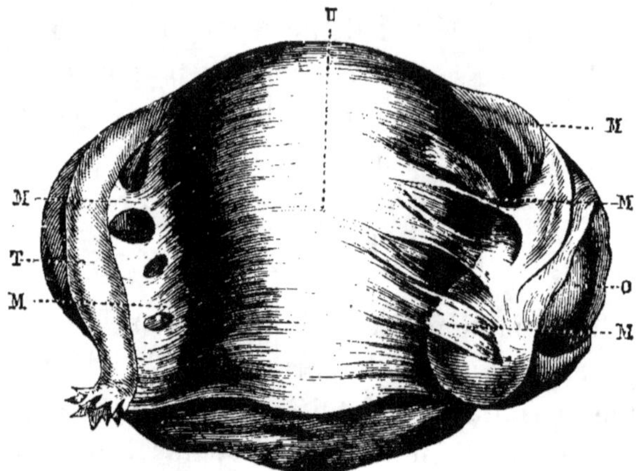

Fig. 13. — Adhérences multiples fixant l'ovaire et la trompe
dans des situations anormales.

U. Utérus.
T. Trompe.
O. Ovaire.
MM. Néomembranes multiples.

des ainsi atteintes, le péritoine pelvien n'est pas seul
lésé, l'utérus, les trompes, les ovaires sont également
plus ou moins altérés (V. Fig. 13).

Aujourd'hui, on considère de plus en plus la pelvipéritonite comme une conséquence de l'introduction de
germes morbides dans la cavité péritonéale. Les succès
croissants de la chirurgie intra-abdominale apportent
chaque jour des arguments nouveaux en faveur de
cette dernière opinion.

Nous retrouvons donc encore ici l'étiologie que nous
avons signalée à propos de la métrite et de la salpingite, qui sont, le plus ordinairement, le point de départ
de l'inflammation du tissu conjonctif ou du péritoine
voisin.

C'est, principalement, chez les femmes dans toute
l'activité de la vie sexuelle, qu'on observe les affections des tissus pelviens. Elles ne se rencontrent
presque jamais après la ménopause, ni avant la puberté.

Les troubles de la menstruation ont été invoqués, par
beaucoup d'auteurs, pour expliquer les accidents de ce
genre observés chez des vierges. Ce sont, tantôt des ir-
régularités menstruelles ou une suppression brusque des
règles ; tantôt de la dysménorrhée, ou de véritables ménorrhagies. Dans la plupart de ces cas, si on interroge
les malades avec soin, on retrouve, dans leurs antécédents, des accidents du côté des organes génitaux. Si
bien que le plus grand nombre des inflammations pelviennes, par soi-disant troubles menstruels, doivent
être rapportés à la métrite ou à la salpingite.

La blennorrhagie est souvent la cause de la pelvi-
péritonite, consécutivement à sa propagation à l'utérus et aux trompes. Dans ces circonstances, les accidents

péritonéaux se développent, ordinairement, vers le tren-
tième jour, et jamais avant le huitième du début de
l'affection spécifique.

Les excès sexuels, surtout pendant les règles, l'introduction d'un hystéromètre, d'un pessaire intra-utérin,
une douche sur le col, même un simple toucher, ont
pu suffire pour produire une inflammation pelvienne.
La plupart de ces faits rentrent dans la même catégorie, c'est-à-dire la présence de germes morbides,
quel que soit le vecteur de leur introduction, hystéromètre, doigt, canule à injection. Aussi serait-il banal,
aujourd'hui, de rappeler, que tout instrument destiné
à pénétrer dans la cavité utérine doit être préalablement désinfecté et stérilisé avec soin.

Ce qui domine l'étiologie de la pelvi-péritonite, ainsi
que celle de la plupart des affections que nous avons
passées en revue jusqu'à présent, comme empêchant la
procréation, c'est la puerpéralité, et surtout l'avortement mal soigné, parfois même pas soigné du tout et
passé inaperçu.

Au point de vue clinique, l'inflammation pelvienne
revêt différents aspects, selon la période où on l'observe
et selon les organes annexes qui sont plus spécialement atteints.

Chez quelques femmes, on voit apparaître des masses assez volumineuses au voisinage de l'utérus, s'accompagnant de douleurs, surtout de douleurs provoquées par le toucher. Ces tuméfactions locales disparaissent, parfois, en quelques jours, avec une promptitude
qui surprend l'observateur. Nous avons comparé ces

aits aux fluxions de la joue, consécutives à une carie dentaire [1].

Mais les choses ne se passent pas toujours d'une manière aussi favorable, et, dans un grand nombre de cas, les inflammations pelviennes donnent lieu à des accidents assez intenses et de longue durée, se terminant par *résolution* ou par *suppuration*.

Les malades accusent une douleur, plus ou moins vive, vers les parties inférieures de l'abdomen. Quoique spontanées, ces douleurs sont exaspérées par la pression abdominale, et plus encore par le toucher vaginal. Par ces modes d'exploration, on constate que l'utérus est moins mobile, ou même complètement fixé. Il existe, en outre, dans son voisinage, en avant, en arrière, ou sur les côtés, une masse, plus ou moins résistante, adhérente, difficile à limiter, très sensible à la pression. Les femmes ainsi atteintes ont ordinairement la face pâle, terne, amaigrie. Les yeux sont sans expression, la peau sèche, quelquefois chaude vers le soir, surtout s'il y a tendance à la suppuration. Les rapprochements sexuels sont, en général, douloureux.

Les accidents cessent souvent, pour se reproduire au bout d'un temps plus ou moins long, soit au moment de la période menstruelle, soit sous l'influence d'une fatigue quelconque. Ces récidives constituent un des caractères des inflammations pelviennes.

Les crises de coliques violentes, qui se produisent

1. Voy., *Des inflammations qui se développent au voisinage de l'utérus, considérées surtout dans leurs formes bénignes*. Progrès médical, 1882 et traité pratique de gynécologie, 2ᵉ édition, 1884.

souvent chez ces malades, ont été mises à l'actif de la
salpingite. Les affections tubaires s'accompagnent, en
effet, de coliques, revenant par crises. Mais la consti-
pation et le météorisme jouent aussi un rôle dans l'apparition de ces phénomènes douloureux, que nous
avons notés chez des malades ne présentant aucun signe
de salpingite, même chez des hommes. Si nous insis-
tons sur ce point, c'est que ces crises, très pénibles,
dues à l'accumulation de gaz dans l'intestin, sont souvent cause d'erreurs de diagnostic. Les femmes ont
une tendance à les rapporter à une affection utérine.
Quand, dans ces conditions, elles demandent l'avis d'un
médecin peu familiarisé avec la pratique gynécologique, celui-ci examine au speculum, trouve une légère
rougeur du col, très fréquente chez beaucoup de sujets,
en dehors de tout état pathologique, et cautérise tous
les deux ou trois jours avec le crayon de nitrate d'argent. Si bien, qu'au bout de quelques semaines ou de
quelques mois, la malade, qui n'avait, au début, que
des coliques dues à des gaz, est atteinte de métrite ou
de périmétrite entraînant à leur suite la stérilité.

Nous avons vu des cas de ce genre, et nous les rap-
pelions fréquemment, dans notre enseignement à l'é-
cole pratique, afin de mettre en garde contre cette
cause d'erreur, les jeunes praticiens encore peu au courant de ce qui concerne les maladies des femmes.

Chez les malades atteintes d'inflammations pelviennes, l'examen au speculum, outre qu'il est très
douloureux, ne donne aucun renseignement. Aussi
doit-on s'en abstenir, et même éviter les explorations

digitales trop répétées, quand elles ne s'imposent pas.

La pelvipéritonite est une cause fréquente, quoique non absolue, de stérilité, par oblitération des conduits tubaires, ou fixation des ovaires et des trompes dans des rapports incompatibles avec la fécondation. Si la grossesse survient dans ces conditions, ses débuts sont souvent difficiles et pénibles jusque vers le quatrième mois, ou bien un avortement se produit dans ses premières périodes.

Les inflammations du péritoine pelvien agissent comme nous venons de le dire, par l'intermédiaire des adhérences, en modifiant les rapports des organes, et empêchant ainsi les ovules expulsés des follicules de Graaf de parvenir jusqu'à la trompe. Le même résultat peut également se produire, sans changement de situation, uniquement par des modifications de l'épithélium qui unit l'ovaire à la trompe.

On a admis, pendant longtemps, que, sous l'influence des fibres musculaires qui entrent dans la structure des ligaments, le pavillon tubaire venait s'appliquer sur la surface ovarique, dont il est séparé par une assez grande distance, pour recevoir le contenu du follicule.

Cette hypothèse n'est pas en rapport avec les recherches récentes, qui ont démontré l'existence de courants dirigés de l'ovaire vers le pavillon. Ces courants entraînent la progression de l'ovule dans cette voie. Ils se produisent sous l'influence des cellules à cils vibratiles, qui revêtent le voisinage de l'extrémité tubaire.

La continuité directe de cet épithélium avec celui de l'ovaire n'est même pas nécessaire pour expliquer cette migration, car les éléments vibratiles déterminent, à distance, des courants dans les liquides ambiants. Nous avons déjà signalé, à propos de l'anatomie des trompes et des ovaires, l'importance de cette zone épithéliale relativement à la stérilité. Si les cellules vibratiles ont disparu, sous l'influence d'une inflammation, par exemple, l'ovule ne peut plus atteindre l'oviducte, et tombe dans la cavité péritonéale, où il se résorbe, à moins que, la fécondation ayant eu lieu au voisinage de la glande, il n'en résulte une grossesse extra-utérine. Encore ici c'est la pelvipéritonite ou périmétrite, même légère, qui joue le principal rôle, qu'elle soit ou non consécutive à une lésion de l'utérus ou des trompes.

Les premiers accidents remontent fréquemment au début du mariage, à cette période de la vie de la femme où la mode, souvent si peu en rapport avec une bonne hygiène, accumule toutes les causes de danger, pour des organes qu'on devrait surtout ménager dans les conditions nouvelles et toutes spéciales où ils se trouvent.

Parmi ces modes absurdes, l'habitude du voyage de noces, si répandue dans les classes riches, est une de celles contre lesquelles nous avons le plus souvent l'occasion de nous élever.

Chez près de la moitié des femmes stériles, on trouve des traces d'exsudats anciens, indiqués par des nodosités, par des brides senties au moyen du toucher, ou une diminution dans la mobilité de l'utérus. Aussi est-il très important, dans les cas de ce genre, d'interroger les malades sur leurs antécédents et sur les accidents abdominaux, quelquefois peu accusés, et assez éloignés pour qu'elles les aient presque oubliés, et qu'il soit nécessaire de rappeler leurs souvenirs sur ce point.

Le traitement des inflammations pelviennes, à leur période aiguë, concerne peu notre sujet. Qu'on ait employé, comme thérapeutique, la glace, le collodion, les frictions belladonées au début, et, plus tard, les vésicatoires, les pointes de feu, les badigeonnages à la teinture d'iode, ces divers moyens n'ont pas grande influence sur la résorption des exsudats ou des adhérences, qui nous intéressent surtout ici, comme apportant des entraves à la fécondation.

Si nous n'avons pas à notre disposition des procédés capables d'empêcher l'organisation des néo-membranes, sommes-nous plus riches quand il s'agit de faire disparaître ces productions? Sans être très affirmatif sur cette dernière question, nous pensons, cependant, qu'on se contente trop souvent, dans les inflammations pelviennes chroniques, de la méthode expectante et du repos au lit.

Ainsi abandonnée à elle-même, la maladie a quelquefois une durée presqu'indéfinie, tandis que les moyens que nous allons indiquer nous ont paru, souvent, hâter la guérison et faciliter la résorption des adhérences. Ce n'est que quand la période d'acuité a complètement disparu, qu'on peut intervenir utilement pour obtenir ce résultat.

D'abord nous conseillons aux malades de grands bains alcalins, en ayant soin d'introduire un petit spéculum approprié pendant toute la durée du bain. L'introduction de cet instrument, faite par la femme elle-même, ne présente pas les inconvénients que nous signalions précédemment, à propos de l'abus des examens au spéculum, pratiqués par le médecin, qui font souffrir les malades inutilement.

Les bains alcalins artificiels seront utilement remplacés, dans la belle saison, par les cures thermales, telles que Salies (de Béarn), et Salins (Jura), surtout chez les femmes lymphatiques. Chez d'autres malades, nerveuses, on pourra recourir à Néris, Plombières, Vichy. Pour certaines, on se trouvera bien des eaux sulfureuses, employées avec prudence.

Quelle que soit, du reste, la station balnéaire qu'on ait choisie, il faut éviter les injections et les douches vaginales à forte pression, qui exposent à un retour dans les phénomènes d'acuité.

L'application de l'électricité faradique, répétée tous les deux ou trois jours, est également indiquée. On introduit un des pôles dans les culs-de-sac vaginaux, l'autre étant placé sur les parois abdominales. L'électricité agit peut-être, dans ces cas, en amenant la contraction des fibres musculaires lisses, qui entrent pour une si grande part dans la structure des ligaments et des annexes de l'utérus, peut-être aussi en activant la circulation locale.

Quelle que soit la théorie à laquelle on se rattache, nous nous croyons en droit de dire que l'électricité, ainsi employée, est un agent utile dans le traitement des inflammations circum-utérines chroniques.

Il sera bon, également, de s'aider du massage local, c'est-à-dire de chercher à imprimer à l'utérus ou aux produits indurés qui l'avoisinent, quelques mouvements, quelques pressions modérées, qui ne doivent pas aller jusqu'à provoquer de la douleur ou du moins une douleur trop intense.

Il y a dans les indications et les contre-indications de ce procédé thérapeutique, une question de nuance difficile à formuler, et que nous comparerions volontiers à ce qui se passe pour les membres atteints d'arthrite, où il est si souvent embarrassant pour le chirurgien de savoir s'il doit continuer l'immobilisation, ou, au contraire, faire fonctionner l'articulation malade.

Quoiqu'il en soit, la périmétrite et la pelvipéritonite constituent des affections souvent longues, difficiles à guérir, et dont les conséquences sont funestes pour la reproduction.

Chez certaines femmes même, toute intervention, est pour ainsi dire, impossible, et, dès qu'elles quittent leur lit, dès qu'elles marchent un peu, les accidents douloureux reparaissent.

Heureusement ces cas défavorables sont l'exception. En dehors d'eux, nous conseillons aux malades un exercice modéré, régulier, répété chaque jour, sauf aux époques menstruelles, pendant lesquelles nous exigeons le repos complet.

Nous ne parlons pas des divers médicaments internes qui peuvent également être indiqués, tels que le fer, le quinquina, l'huile de foie de morue, de petites doses d'iodure de potassium. Ces diverses substances ont, dans certains cas, une influence favorable sur l'état général, mais n'ont aucune action sur les altérations locales.

Nous ajouterons que pour cette catégorie de malades, dont l'estomac fonctionne presque toujours assez mal, on doit être très sobre de médication interne.

Grâce aux divers moyens que nous venons de passer en revue, on doit espérer de hâter la disparition des adhérences, stigmates des inflammations anciennes qui entravent l'imprégnation.

Le traitement chirurgical de ce genre de lésions a fait de grands progrès depuis quelques années. Dans bien des cas pour lesquels, autrefois, nous aurions conseillé l'abstention, nous conseillerions aujourd'hui d'intervenir chirurgicalement. Mais ce sujet, si intéressant au point de vue de la santé et la vie des femmes, n'a qu'une signification très minime par rapport à la stérilité.

Pour terminer ce qui est relatif aux inflammations pelviennes, nous dirons quelques mots de leur prophylaxie.

Plus on étudie cette question de l'infécondité des ménages, et plus on arrive à se convaincre que, lorsque c'est la femme qui est en cause, la stérilité remonte aux premiers temps du mariage, et à une atteinte plus ou moins légère de pelvi-péritonite, souvent consécutive à un avortement précoce passé inaperçu, ou à une blennorrhagie ancienne communiquée, inconsciemment, par le mari à sa nouvelle épouse.

Les fatigues exagérées qui accompagnent souvent

les premiers temps de la vie commune devraient être évitées autant que possible. On ne peut pas comparer les femmes frêles, pâles, nerveuses de nos grandes villes, et leur descendance, aux robustes femmes de la campagne ou de nos côtes maritimes. Le milieu social, l'éducation physique, la civilisation, créent des besoins, des susceptibilités nouvelles, qui n'existent pas dans des conditions opposées.

Aussi doit-on conseiller aux jeunes époux, dans les quelques semaines qui suivent leur union, le repos dans un endroit peu éloigné, où ils pourront fuir les indiscrets, sans faire cent lieues en chemin de fer. Tandis que la plupart du temps, on accumule les fatigues de tout genre sur cette future mère, au moment où, au contraire, le repos lui serait le plus utile.

Troubles de la menstruation.

Les troubles de la menstruation sont souvent accusés d'être le point de départ de l'infécondité. Nous passerons donc en revue les modifications pathologiques les plus importantes de cette fonction.

Nous avons rappelé, à propos de la physiologie des organes génitaux, que chez la femme, à l'état normal, depuis l'âge de quinze ans jusqu'à quarante-cinq à cinquante en moyenne, il se produisait, chaque mois, par les voies sexuelles, un écoulement de sang variant de 100 à 250 grammes, et durant de 4 à 6 jours.

Ces divers phénomènes peuvent subir certains changements, certaines déviations du type normal, et constituer ainsi une menstruation pathologique.

On appelle *menstruation précoce*, les cas, où, non seulement le flux sanguin, mais tous les signes de la puberté se manifestent, chez des enfants, longtemps avant l'âge où on a coutume de les observer.

Souvent, dans les quelques jours qui suivent la naissance, on voit se produire, chez les petites filles, un écoulement de sang par la vulve. Cette hémorragie cesse, ordinairement, au bout de un à deux jours. Chez les unes, elle ne revient plus, chez d'autres, elle se renouvelle une fois ou deux, et disparaît définitivement. On ne peut pas appliquer à ces cas, la dénomination de menstruation précoce, quoiqu'il y ait peut être un rapport entre cette hémorragie vulvaire et la poussée qui se fait vers les ovaires les testicules, et la mamelle, chez les nouveau-nés, des deux sexes [1].

Mais il est une autre catégorie d'enfants, âgés seulement de quelques mois ou de quelques années, qui offrent tous les signes de la puberté. Ces manifestations extérieures s'accompagnent d'un écoulement menstruel durant trois ou quatre jours, et revenant tous les mois. Malgré ces hémorragies précoces, certains de ces sujets ne présentent aucun trouble dans leur santé générale.

Le flux périodique, une fois établi, se continue

1. Nous avons étudié cette question dans un travail publié en 1875 : *Recherches sur la mamelle des enfants nouveau-nés* (*arch. de physiologie*, 1875).

habituellement jusqu'à l'âge adulte, d'autres fois il cesse après une durée de quelques années seulement. Dans les cas de ce genre, ou au moins pour quelques-uns, la menstruation existe avec l'ovulation, comme le montrent les faits d'accouchements à sept ans et demi, huit, neuf, dix et onze ans.

Cette évolution prématurée de l'enfant coïncide parfois avec une fécondité exagérée chez la mère.

On a également cité des cas de *menstruation tardive*. Sans parler des observations anciennes, qui manquent de tout contrôle scientifique, des auteurs modernes, Raciborski, Puech, Courty, Beigel, ont constaté la persistance de l'écoulement menstruel chez des femmes de cinquante six et cinquante sept ans. Devant les affirmations d'observateurs aussi compétents, on doit admettre que la ménopause peut être retardée jusqu'à cet âge, avec un état de santé parfaitement normal du reste.

Chez les vieilles femmes atteintes de cancer utérin, les métrorrhagies prennent, parfois, le caractère périodique des règles. Souvent ces soit-disant règles ne sont que la manifestation d'une production maligne, dont on ne constate l'existence que quelques semaines ou quelques mois plus tard. Aussi doit-on être très réservé, avant de porter un jugement sur la nature d'une métrorrhagie chez une vieille femme, quelle que soit, du reste, sa ressemblance avec l'écoulement menstruel.

On désigne sous le nom *d'aménorrhée*, l'absence d'hémorragie périodique. Cet état peut dépendre, soit de ce que l'hémorragie ne se produit pas, soit de ce qu'il existe un obstacle à la sortie du sang, qui reste alors accumulé dans la cavité utérine. Nous avons signalé ce second groupe de phénomènes, à propos de l'atrésie des organes génitaux.

L'absence de règles résulte, ou d'une affection utérine, ou de troubles de la nutrition, ou de maladies générales. La chlorose, surtout peu de temps après la puberté, est une des plus habituellement observées. La tuberculose en est aussi une cause fréquente, ainsi que les maladies aiguës consomptives, telles que les affections typhoïdes, ou des maladies chroniques, la syphilis, l'adiposité.

Il est une forme d'aménorrhée transitoire, qui se produit sous l'influence de causes psychiques. Cette étiologie est plus rare qu'on ne l'admet en général. Il est certain, cependant, qu'une frayeur, une mauvaise nouvelle inattendue, en un mot, une émotion vive quelconque, peuvent arrêter subitement l'écoulement menstruel.

Raciborski a attiré l'attention sur une variété d'aménorrhée transitoire, qui consiste en un retard de huit à quinze jours dans l'apparition des règles, chez des femmes qui craignent d'être enceintes, et pour lesquelles certaines circonstances de position sociale feraient d'une grossesse un véritable malheur. Nous avons observé quelques faits qui rentrent complètement dans cette catégorie. On a vu le même effet se produire chez des femmes stériles, atteintes d'un désir immodéré d'avoir un enfant.

L'absence de règles est, ordinairement, un signe de

stérilité absolue ou relative, selon que l'aménorrhée est *permanente* ou *transitoire*.

Nous trouvons l'aménorrhée transitoire, à l'état physiologique, pendant la grossesse et l'allaitement.

Pendant la grossesse, les exceptions sont si rares, qu'elles sont niées par beaucoup d'accoucheurs. Dans la plupart des cas de ce genre, les hémorragies, soi disant menstruelles, sont de simples métrorrhagies, dues à diverses causes pathologiques, qu'un examen attentif permet de préciser.

En outre, on peut reprocher à beaucoup d'observateurs, qui ont avancé des faits de cette nature, de s'en être uniquement rapporté au dire de la femme.

Chez les nourrices, au contraire, les exceptions sont fréquentes, et nous rappellerons, en passant, qu'il ne faut pas y attacher une grande importance, au point de vue de l'allaitement. Nous avons eu l'occasion d'observer un certain nombre de très bonnes nourrices, allaitant de superbes enfants, chez lesquelles les règles revenaient tous les mois.

La coïncidence de l'aménorrhée avec l'inaptitude à concevoir, tout en étant la loi générale, est loin d'être absolue. Combien de fois avons-nous vu des femmes allaitant redevenir enceintes, sans que les règles aient jamais reparu depuis la dernière couche.

Il en est de même de l'aménorrhée permanente, qui doit être considérée comme une probabilité de stérilité, mais non une certitude.

Le fait suivant est des plus concluants à cet égard. Il s'agissait d'une femme de trente sept ans, mariée à dix-neuf, sans avoir jamais été réglée. Elle eut neuf grossesses normales, dont la première immédiatement après son mariage. La sécrétion lactée était assez abondante pour lui permettre de nourrir ses enfants. La santé était bonne, et, pas plus après qu'avant le début des rapports sexuels, elle n'avait été menstruée.

Dans d'autres cas, l'écoulement sanguin ne se montre que très tard. Lœwy cite une femme de trente et un ans, ayant accouché six fois, sans avoir jamais eu ses règles, qui apparurent à cet âge pour la première fois.

Chez un grand nombre de jeunes filles, au début de la puberté, on voit se produire des périodes d'aménorrhée, durant plusieurs mois, après une ou deux apparitions menstruelles. Les mères sont souvent très préoccupées de ces arrêts des règles, qui n'ont aucune importance, surtout s'ils coïncident avec un état de santé générale satisfaisant. Il faut savoir attendre, peu à peu l'écoulement périodique se régularise, et tout rentre dans l'ordre.

On doit surtout, dans ces cas, éviter les médications violentes, intempestives, qui amènent des gastralgies, et transforment en un état pathologique, ce qui n'était que la manifestation physiologique d'une fonction incomplètement établie.

On appelle *règles déviées*, des cas où les règles manquant, ou étant insuffisantes, des hémorragies périodiques se montrent sur d'autres points du corps. Ces écoulements sanguins ont, en général, leur siège sur les muqueuses, nasale, pulmonaire, stomacale, rectale. D'autres fois ce sont des tumeurs, des ulcères, des plaies, qui donnent régulièrement, chaque mois, issue à une certaine quantité de sang.

Comme on voit des écoulements de ce genre se produire périodiquement, même chez l'homme, il faut être très réservé dans l'interprétation de ces faits. Mais il y a vraiment des circonstances où ces hémorragies remplacent la menstruation. On peut ranger dans cette classe, un grand nombre d'hystériques, de miraculées, ou de stigmatisées.

La réapparition des règles coïncidant, fréquemment, avec le retour de la fécondité, le traitement de l'aménorrhée présente de l'intérêt pour notre sujet.

Si l'absence de menstruation est sous la dépendance d'une affection utérine, ou d'une maladie constitutionnelle, telle que la tuberculose ou la syphilis, c'est à elle qu'il faudra s'attaquer. Il en est de même de la chlorose, dont la guérison suffit pour ramener le flux menstruel.

Quand on suppose un manque d'activité de l'appareil utéro-ovarien, on doit d'abord puiser ses ressources dans une bonne hygiène, la gymnastique, les promenades en plein air, associées aux douches chaudes et froides, aux pratiques hydrothérapiques en général. On peut ordonner, en outre, des bains sulfureux, des frictions alcooliques sur les membres inférieurs, des bains de pieds ou de siège chauds, l'application de sinapismes sur la face interne des cuisses.

Le cathétérisme répété de la cavité utérine a été tenté, dans le but d'exciter ainsi la vitalité de la muqueuse. On a même préconisé l'usage des pessaires intra-utérins à demeure. Nous avons déjà signalé notre peu de sympathie pour ce mode de traitement.

Divers auteurs ont vanté l'emploi de l'électricité. Les uns ont employé les courants faradiques, avec les réophores appliqués sur le col ou dans les culs-de-sac vaginaux, et sur les parois abdominales.

D'autres ont fait usage des courants directs, et ont obtenu des résultats, non seulement en électrisant la région du bassin, mais même la région du cou, au voisinage des ganglions lymphatiques cervicaux et de la partie supérieure de la moelle.

Dans les cas d'adiposité, on instituera un régime diététique approprié, composé de viande, de légumes verts et d'un peu de vin. Les malades boiront le moins possible, s'abstiendront de tout aliment farineux, de pain, ou feront usage de pain grillé. En outre, deux fois par semaine, on administrera quelque purgatif salin, tel qu'un ou deux verres à bordeaux d'eau de Rubinat.

La diète lactée a été également employée avec succès, dans le traitement de l'aménorrhée, chez des femmes polysarciques.

Il faut se méfier, en général, des substances dites emménagogues, telles, que l'aloès, la rue, le safran, la sabine, la pilocarpine, le permanganate de potasse, dont l'effet le plus fréquent est de fatiguer l'estomac. Cependant, quelques formes d'aménorrhée sont favorablement influencées par les médicaments de cet ordre. Mais, nous le répétons, on ne doit y recourir qu'avec beaucoup de précaution.

Quand l'écoulement menstruel dépasse, soit en durée, soit en quantité, les conditions normales, on dit qu'il y a *ménorrhagie*. Celle-ci diffère de la *métrorrhagie*, en ce que, dans le premier cas, l'écoulement sanguin a lieu à l'époque menstruelle; dans le second, au contraire, en dehors de cette époque.

Les pertes de sang exagérées sont une cause possible de stérilité, et exposent les femmes qui en sont atteintes à des avortements successifs, qui passent souvent inaperçus.

Les ménorrhagies sont fréquemment symptomatiques d'une lésion de l'utérus ou des annexes. On les voit aussi se produire dans les maladies générales, telles que le scorbut, le purpura, les affections brightiques, chez des femmes affaiblies, dont la nutrition a souffert.

Le traitement de la ménorrhagie consiste, d'abord, dans le repos au lit, la tête basse et le siège élevé. L'eau froide, ou très chaude, nous rend de grands services dans les cas de ménorrhagies abondantes. Il ne faut pas oublier, quand on emploie le froid, qu'il doit être continu, sous peine de produire l'effet inverse de celui que l'on cherche. C'est aux irrigations froides, permanentes dans le vagin, qu'on doit avoir recours.

Mais nous leur préférons, de beaucoup, les irrigations très chaudes (48 à 50 degrés) avec de l'eau bouillie additionnée d'acide borique (20 grammes par litre). Les irrigations seront répétées trois fois par jour, la malade étant placée dans le décubitus dorsal, le bassin étant légèrement élevé.

Les applications chaudes au moyen d'un sac de caoutchouc (sac de Chappmann), placé sur la région lombaire, sont également utiles, ainsi que nous avons eu bien des fois l'occasion de le constater nous-même.

On peut leur associer les préparations d'ergot de seigle, sous forme de poudre d'ergot, d'ergotine ou d'ergotinine [1].

Dans les cas où les règles se prolongent au-delà des conditions ordinaires, on se trouvera bien de l'emploi du perchlorure de fer, administré par la bouche, à la dose de quatre gouttes, trois fois par jour, dans un peu d'eau sucrée, de préférence au moment du repas.

Quelques auteurs ont vanté l'infusion de café noir (quatre tasses par jour).

---

1. L'ergot de seigle, en nature, est une bonne préparation dont nous faisons un grand usage. Mais il faut avoir la précaution de le pulvériser au moment de s'en servir. Aussi l'indiquons-nous sur l'ordonnance que nous formulons ainsi :

> Ergot de seigle, récemment pulvérisé.. 0,20 centigr.
> Quinquina jaune pulvérisé............... 0,30 centigr.

pour un cachet.

En faire quinze semblables.

Les malades doivent prendre, chaque jour, deux de ces cachets, en deux fois, au moment du repas.

Quelle que soit la raison qui fasse conseiller l'ergot de seigle ou ses dérivés, il sera utile d'interrompre de temps en temps. Nous conseillons souvent l'ingestion du médicament pendant quinze jours, puis quinze jours de repos, en recommençant pendant une égale période de temps. On institue ainsi une série de traitements successifs, de quinze en quinze jours, avec un temps d'arrêt chaque fois. Cette méthode nous a donné des résultats favorables dans bien des circonstances.

Nous avons souvent employé avec succès, l'hydrastis canadensis [1].

Si les ménorrhagies sont symptomatiques, c'est contre l'affection principale qu'on doit diriger la thérapeutique.

Quand les règles sont normales, les sensations éprouvées par les femmes, dans ces circonstances, sont plutôt désagréables que réellement douloureuses, d'où l'expression vulgaire *je suis indisposée*.

Ces sensations pénibles peuvent atteindre un certain degré d'acuité et devenir de véritables souffrances. On dit alors qu'il y a *dysménorrhée*.

Les accidents dysménorrhéiques s'accompagnent souvent de stérilité. Sur 250 femmes mariées et stériles, observées par Sims, 120, c'est-à-dire plus de la moitié, présentaient des menstruations compliquées de douleurs anormales.

La dysménorrhée est fréquemment symptomatique d'une affection de l'utérus ou des annexes, principalement des trompes.

Ou bien, elle dépend d'un obstacle mécanique, ou d'un arrêt de développement coïncidant avec une antéflexion. Autrement dit, elle résulte de la présence, dans l'utérus, d'un corps étranger qui amène des contractions exagérées, d'où les douleurs. C'est ainsi qu'on a vu un petit polype, situé au niveau de l'orifice interne,

---

1.   Teinture d'hydrastis canadensis.............   10 gr.
      Elixir de Garus........................   200 gr.

dont on prendra trois cuillerées à café par jour dans un peu d'eau sucrée, de préférence au moment du repas.

donner lieu à de la dysménorrhée, qui cesse pour ne plus reparaitre, immédiatement après son ablation. Il en est à peu près de même lorsque l'utérus est petit, ou que ses tissus ont perdu leur souplesse et leur élasticité normales. La vascularisation est gênée, le gonflement de la muqueuse est entravé, et les extrémités nerveuses, comprimées, amènent des phénomènes douloureux.

La plupart des observations de *dysménorrhée conges-tive*, signalées par les auteurs, nous paraissent être en rapport avec une métrite chronique, dont les douleurs s'exaspèrent au moment des règles.

La variété dite *nerveuse* est souvent liée à une névral-gie lombo-abdominale. Ou plutôt, ce n'est pas une dys-ménorrhée nerveuse, mais une névralgie, avec point utérin, qui devient plus intense sous l'influence de la congestion cataméniale. Chez ces malades, on rencon-tre dans l'intervalle des règles, un point sensible, per-sistant, à l'union du col et du corps. Très souvent ces cas-là sont confondus avec la dysménorrhée et, traités comme telle, au grand détriment des malades, par les dilatations, les incisions, les cautérisations, on com-prend avec quel insuccès.

La dysménorrhée, dite *ovarienne*, se montre, surtout, dans les cas de salpingites.

Beaucoup de jeunes filles souffrent au moment des règles, dans les premiers temps qui suivent la puberté, l'utérus n'ayant pas acquis encore un développement suffisant, et tout redevient normal au bout de peu d'années, et sous l'influence des excitations génitales dues aux rapprochements sexuels.

Lorsqu'il s'agit d'un corps étranger, comme point de départ de la dysménorrhée, celui-ci peut être formé par du sang liquide ou coagulé, par des lambeaux de la muqueuse qui atteignent quelques fois une dimension notable, et constituent alors la *dysménorrhée membraneuse*.

La difficulté qu'éprouvent ces divers produits à être expulsés par l'utérus résulte, soit de ce que leur volume est trop considérable, soit de ce que l'espace par où ils doivent s'éliminer est trop étroit.

La diminution de l'orifice de sortie dépend d'une foule de circonstances diverses. La sténose de l'orifice externe est une des plus fréquentes. Cette disposition anatomique s'accompagne, le plus ordinairement, d'un développement incomplet de l'organe utérin

Si l'abord du sang dans la cavité utérine se produit peu à peu, son expulsion au dehors aura lieu facilement, même avec un orifice étroit. Si, au contraire, la production du sang est abondante et subite, le liquide ne s'écoulant plus à mesure, l'utérus est distendu et les malades éprouvent de vives douleurs. C'est alors que sont rejetés des caillots plus ou moins décolorés, qui constituent une des variétés confondues sous le nom de dysménorrhée membraneuse.

Nous réunissons sous cette dénomination tous les cas où des douleurs menstruelles violentes sont suivies de l'expulsion d'un produit membraniforme.

On a peut-être trop considéré la dysménorrhée membraneuse comme une seule et même affection, une sorte d'entité morbide, quand, au contraire, elle semble se produire dans des états très différents les uns des autres. Mais il y a loin de cette interprétation, à l'opinion de quelques auteurs, qui ont signalé la dysménorrhée membraneuse comme étant toujours sous la dépendance d'une métrite muqueuse.

Il est des malades qui ne présentent aucun signe d'inflammation utérine, qui se portent parfaitement bien dans l'intervalle des règles, et ne souffrent qu'au moment des époques menstruelles, en expulsant des membranes plus ou moins volumineuses.

Dans ces cas, les caractères macroscopiques des produits expulsés sont absolument insignifiants. Quelle que soit, en effet, leur nature, ils ont tous la même tendance à se mouler sur la cavité utérine, dont ils présentent la forme.

La composition de ces pseudo-membranes est des plus variées, et l'examen histologique seul peut en indiquer la structure. Nous avons observé, des caillots fibrineux décolorés, du mucus coagulé et mélangé à un plus ou moins grand nombre d'éléments figurés, les produits d'un véritable avortement, des membranes de provenance vaginale faciles à reconnaître à leur structure uniquement constituée par de grosses cellules d'épithélium pavimenteux, des lambeaux de muqueuse utérine (V. fig. 14) tantôt saine, tantôt présentant les lésions de la métrite interne.

Nous considérons cette dernière affection comme une cause fréquente, mais non unique, de dysménorrhée membraneuse.

L'étude des phénomènes qui ont lieu du côté de la

muqueuse utérine, au moment des règles, a beaucoup
éclairé la pathogénie de la dysménorrhée membraneuse vraie, sans métrite concomitante. Nous savons,
en effet, qu'à cette époque, les glandes s'allongent et

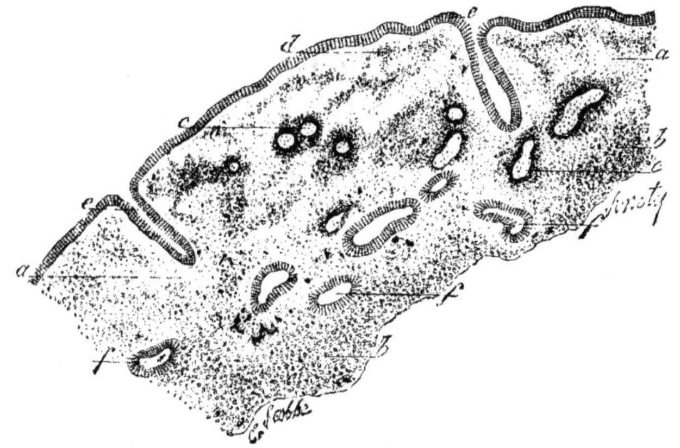

Fig. 14. — Coupe d'un lambeau de muqueuse utérine expulsée
   pendant les règles. (Dysménorrhée membraneuse) (gross. de
   40 diam.)

a.a) Points hemorragiques.
b.b) Points infiltrés d'eléments embryonnaires.
c.c) Vaisseaux remplis de globules sanguins
e.e) Epithelium de la surface de la muqueuse pénétrant en certains
   points dans la profondeur des tissus pour former les glandes.
f.f) Glandes revêtues de leur epithelium (coupées transversalement).

s'élargissent, que les tissus s'épaississent et s'infiltrent
d'éléments embryonnaires. Ces changements se produisent lentement, et avant l'écoulement sanguin.

A l'état normal, le sang se fait jour à travers le réseau vasculaire superficiel de la muqueuse. Mais lorsque l'issue du sang est entravée sur ce point, l'hémorragie a lieu aux dépens du réseau vasculaire profond : le sang épanché infiltre les tissus (V. fig. 14 *aa*)
comprime les vaisseaux, d'où élimination de la por-

tion de muqueuse située au-dessus de cette couche.

Cette interprétation que nous donnions il y a dix ans, dans un mémoire présenté à l'Académie de médecine, nous paraît aussi juste aujourd'hui qu'à cette époque[1]. On s'explique, ainsi, que tout ce qui empêche le sang de s'écouler, comme dans les conditions ordinaires, par le réseau vasculaire superficiel de la muqueuse, peut être une cause de dysménorrhée membraneuse.

Le rétrécissement de l'orifice cervical augmente encore les difficultés de l'expulsion, et l'acuité des symptômes. Ceux-ci peuvent se montrer, même avec un col normal, si le produit à éliminer est très volumineux.

Enfin certaines femmes présentent une excitabilité nerveuse exagérée, qui fait que, sous l'influence d'un état anatomique identique, les souffrances sont beaucoup plus accentuées chez elles que chez d'autres.

Les douleurs dysménorrhéiques ont un caractère tout spécial. Ce sont de véritables coliques utérines, s'irradiant vers la région lombaire et les membres inférieurs. Elles sont quelquefois intermittentes, et cessent pendant un certain temps, pour reprendre de nouveau. D'autres fois, plus souvent même, elles sont continues, et présentent irrégulièrement des exacerbations. Ces souffrances peuvent acquérir un degré extrême d'acuité. Les patientes se tordent dans leur lit, poussent de véritables gémissements.

1. *Des rapports qui existent entre la dysménorrhée membraneuse et la menstruation normale.* Académie de médecine 1881.

Malgré tout ce cortège douloureux, la température reste normale, quelle que soit l'intensité et la longueur des crises. Ces crises se montrent habituellement avant l'apparition, à l'extérieur, de l'écoulement sanguin, et cessent quand le corps étranger a franchi l'obstacle. Souvent, quelques heures après, tout a disparu sans laisser de traces, et on ne se douterait plus de l'état que présentait la malade peu de temps auparavant.

On peut, ordinairement, distinguer, cliniquement, les cas qui dépendent d'une salpingite, d'une pelvipéritonite, d'une métrite, de ceux où c'est la sortie du sang contenu dans l'utérus qui est cause des crises douloureuses.

Chez les premières malades, on observe, même dans l'intervalle des règles, des accidents pathologiques divers, tels que coliques fréquentes, douleurs abdominales et lombaires, fièvre vespérale, vomissements. En outre, on trouve, la plupart du temps, en pratiquant le toucher vaginal, les signes locaux de l'imflammation de l'utérus ou des annexes.

Le mariage n'a, le plus souvent, aucune action favorable sur cette variété de dysménorrhée, qui est, au contraire, aggravée par le coït, et suivie de stérilité.

Chez les femmes du second groupe, au moins au début, il n'y a aucun trouble pendant la période intermenstruelle, et les rapports sexuels peuvent entraîner une guérison définitive, surtout s'il existe un développement incomplet de l'utérus.

Dans les rétrécissements du col, sans arrêt de développement, les femmes éprouvent des coliques utérines, qui s'accroissent de plus en plus, jusqu'à la sortie du sang. Ces douleurs se répètent, plusieurs fois, dans une même période menstruelle, et sont suivies chaque fois d'une perte plus abondante

Dans d'autres cas, il s'écoule d'abord, sans douleur, une petite quantité de liquide sanguin, puis il se produit une violente colique utérine, et la femme expulse un caillot. Dans ces cas de sténose vraie, les premières menstrues sont souvent normales, et ne deviennent douloureuses que peu à peu. On comprend, en effet, que quand il y avait peu de sang à éliminer, celui-ci passait plus facilement par un orifice étroit, que lorsque cette quantité est augmentée, comme il arrive, ordinairement, après plusieurs menstruations.

Peu à peu ces congestions exagérées agissent sur le tissu utérin, principalement sur la muqueuse, et entraînent, à la longue, une métrite chronique, dont le coït et le mariage ne font qu'aggraver les symptômes.

C'est surtout la dysménorrhée membraneuse, qui mérite d'appeler l'attention au point de vue de notre sujet.

La plupart des femmes présentant cette variété d'accidents menstruels sont et restent stériles. C'est au moins là l'opinion qu'on trouve consignée dans la plupart des livres. Mais cette opinion est beaucoup trop absolue. Nous avons vu, plusieurs fois, des malades ainsi atteintes, guérir de leurs troubles menstruels, devenir enceintes, et mener leur grossesse au terme normal.

La première précaution à prendre, avant d'instituer un traitement, chez un sujet atteint de dysménorrhée, c'est de faire l'examen histologique des produits expulsés. Il est bien évident que les moyens thérapeutiques différeront complètement, selon qu'on aura affaire à un produit d'avortement, à du mucus coagulé, ou a une muqueuse utérine saine ou altérée.

Si on constate le rétrécissement d'un des orifices, externe ou interne, le traitement devra être surtout mécanique.

Sims avait préconisé l'incision de l'orifice externe.

Cette petite opération n'est pas toujours inoffensive, et nous lui préférons la dilatation progressive, au moyen de bougies aseptiques, introduites et laissées à demeure dans la cavité cervicale, tous les deux jours, pendant dix minutes ou un quart d'heure.

Lorsqu'il y a seulement de la sténose du col, avec un organe normalement développé, une seule dilatation suffit, parfois, pour obtenir une guérison complète.

Si, comme il arrive le plus souvent, le rétrécissement s'accompagne d'arrêt de développement, les excitations locales, principalement les rapprochements sexuels, seront suivis, à courte échéance, de la disparition des accidents douloureux et d'une fécondation. En outre, en pareille circonstance, on conseillera, quelques jours avant l'époque probable des règles, des irrigations vaginales très chaudes, des ventouses sèches ou sacrifiées sur la région lombaire.

La dysménorrhée compliquant la chlorose se trouvera bien de certaines préparations ferrugineuses, des inhalations d'oxygène, et, surtout, des moyens agissant sur l'ensemble de l'organisme, parmi lesquels nous mettrons, en première ligne, un bon régime diététique, l'hydrothérapie, les bains de mer, le séjour sur les hautes montagnes.

Lorsque c'est la muqueuse utérine qui est expulsée, en tout ou en partie, l'examen histologique de cette muqueuse nous donne des renseignements précieux au point de vue thérapeutique.

Si elle est saine, possédant toutes ses glandes et son épithélium normal, il y a lieu de pratiquer quelques scarifications du col, dans les jours qui précèdent les règles. Surtout, on dilatera la cavité cervicale, ainsi que nous l'avons indiqué précédemment. C'est le moyen qui nous a donné le plus de succès, dans les cas que nous avons désignés sous le nom de dysménorrhée membraneuse simple.

Si, au contraire, la muqueuse présente les lésions de la métrite interne, c'est à cette affection que doit s'adresser la thérapeutique. On aura alors de bons résultats, dans les cas invétérés et rebelles, en pratiquant le curettage de l'utérus.

Quand on aura constaté de rétrécissement, ni anatomique, ni spasmodique, sur aucun point, on sera forcé de s'adresser à quelques-uns des agents généraux que nous avons énumérés, tels que l'eau froide ou l'électricité.

Dans ces conditions, c'est, en particulier, au moment des crises, qu'on aura à intervenir. Les narcotiques, l'opium, le chanvre indien seront alors indiqués [1].

Le salicylate de soude, à la dose de deux à six grammes par jour, donné en paquets de un gramme, d'heure en heure, l'antipyrine à la dose de un à deux grammes, par paquets de 50 centigrammes, ont été employés avec avantage contre les douleurs dysménorrhéiques. On peut également faire usage de l'apiol, administrés quotidiennement, à la dose de 4 à 6 capsules, pendant les deux ou trois jours qui précèdent le début des règles.

Les lavements de chloral et d'opium, les applications très chaudes sur l'abdomen, aideront à calmer les douleurs [2].

Si les souffrances étaient très vives, on pratiquerait quelques injections hypodermiques de chlorhydrate de morphine.

Chez plusieurs malades, nous avons réussi, ainsi, à faire disparaître, définitivement, les douleurs mens-

---

1. Nous conseillons la formule suivante :

> Eau distillée de tilleul............... 100 grammes
> Teinture de Canabis indica........... 1 gr. 50 centig.
> Eau distillée de laurier-cerise........ 10 grammes
> Sirop d'opium (āā................... 20 grammes
> Sirop d'ether (

A prendre par cuillerées à bouche toutes les heures.

2. On peut employer la formule ci-dessous :

> Hydrate de chloral............... 2 grammes
> Laudanum de Syden............... 10 gouttes
> Eau........................... 60 grammes
> Jaune d'œuf.................... n° 1

A réchauffer au bain-marie pour un lavement qui doit être gardé.

truelles, malgré la persistance de l'expulsion des membranes. En pareil cas, nous pratiquons, chaque jour, dès le début des règles, deux injections hypodermiques de chlorhydrate de morphine, de 5 à 10 milligrammes, une le matin et une le soir, jusqu'à l'expulsion des produits membraniformes. Sous l'influence de la morphine, les douleurs n'apparaissent pas, ou sont très faibles. Il n'est pas rare, qu'après avoir répété ce traitement à cinq ou six époques cataméniales, on ne soit plus obligé d'y revenir aux règles suivantes, la femme étant débarrassée de tout phénomène douloureux.

La morphine semblerait agir ici, comme dans certaines névralgies, soulagées d'abord, et guéries ensuite complètement par l'usage du narcotique.

Il va sans dire que les injections hypodermiques seront toujours pratiquées par le médecin, ou par une infirmière. Jamais, sous aucun prétexte, on ne doit laisser la solution narcotique à la disposition des malades.

Combien de morphinomanes ont pris le premier germe de leur funeste habitude, dans l'application à un cas pathologique, des injections de morphine faites dans un but thérapeutique et utile.

Nous avons vu, plusieurs fois, la fécondation suivre de près la guérison des crises dysménorrhéiques.

La castration de la femme, ou opération de Battey, l'ablation des trompes, ont été proposées dans certains cas de dysménorrhées très douloureuses. Le succès peu assuré de ces opérations, basées sur des théories fausses ou non démontrées, ne nous paraît pas devoir encourager à les pratiquer dans ces circonstances. C'est du reste, une question que nous ne devons pas discuter ici, ces interventions chirurgicales ayant comme conséquence forcée une stérilité irrémédiable.

On a admis une espèce de stérilité par action réflexe, provenant de lésions d'organes voisins de l'utérus et des ovaires, telles que tumeurs du méat urinaire, maladies du rectum, hémorrhoïdes, fistules, fissures à l'anus.

Plusieurs auteurs ont supposé que ces divers états agissaient, surtout, par les troubles qu'ils apportent à la menstruation, et les névroses qui en sont la conséquence. En effet, la grossesse survient, quelquefois, après la guérison de ces altérations locales. Mais l'action des troubles menstruels, dans les cas de ce genre, est fort douteuse, et son interprétation nous semble beaucoup plus complexe qu'elle ne paraît au premier abord.

Du reste, ainsi que nous l'avons déjà dit, pour juger de l'intégrité de fonctionnement des ovaires et de l'aptitude à la procréation, on se base toujours sur la présence ou l'absence de troubles menstruels.

Il est indéniable que les conditions de l'écoulement sanguin périodique constituent un élément important du diagnostic et du pronostic de la stérilité chez la femme. La plupart de celles qui n'ont jamais été réglées sont infécondes, comme celles qui ont dépassé la période de la ménopause.

Mais nous avons exposé plus haut, en nous basant

sur de nombreux exemples, combien cette loi est variable, et combien peu on doit la considérer comme absolue.

Hermaphrodisme.

Avant de terminer l'étude des diverses affections de l'appareil génital de la femme, considérées comme cause de stérilité, nous devons dire quelques mots de l'*hermaphrodisme*.

On désigne ainsi la réunion, sur un même individu, des organes des deux sexes, capables de fonctionner. Cette disposition, normale chez la plupart des végétaux et chez beaucoup d'animaux inférieurs, devient de plus en plus rare à mesure qu'on s'élève dans le règne animal. Elle constitue une anomalie exceptionnelle chez les vertébrés supérieurs.

Peut-on rencontrer, chez l'homme, un véritable hermaphrodisme? La réponse à cette question sera certainement négative, si on considère l'hermaphrodisme au point de vue physiologique, c'est-à-dire tel qu'on l'observe chez les animaux inférieurs. On n'a jamais vu d'être humain pouvant accomplir les fonctions génitales et se reproduire comme homme et comme femme.

Les sujets anormaux qu'on désigne sous le nom d'hermaphrodites sont, presque toujours, inféconds. Mais si on considère l'hermaphrodisme, uniquement au point de vue anatomique, la science possède quelques observations qui paraissent rentrer dans cette catégorie. Il arrive assez fréquemment qu'un même sujet présente, par suite d'une anomalie de développement, quelques-uns des caractères distinctifs des deux sexes.

Les connaissances que nous possédons en embryologie rendent très compréhensibles ces divers vices de conformation.

A une certaine époque de la vie intra-utérine, vers la fin du deuxième mois, le jeune embryon a tout ce qu'il faut pour devenir à la fois mâle et femelle.

L'ébauche des organes de la génération est représentée par les glandes génitales primitives, le corps de Wolff et son canal excréteur, et par les conduits de Müller.

Tous ces conduits débouchent dans le cloaque, qui communique avec l'extérieur par le sinus uro-génital. C'est à l'extrémité antérieure de la fente cloacale, qu'apparaissent ultérieurement les rudiments des organes génitaux externes, l'éminence génitale, le sillon et les replis génitaux.

A partir de ce moment, on voit les sexes se différencier progressivement.

Certains des organes que nous venons d'énumérer se développent, d'autre s'atrophient, selon que l'évolution domine vers l'un ou l'autre sexe.

Chez le mâle, les glandes génitales deviennent les testicules, et les canaux de Wolff les canaux déférents. Les conduits de Müller disparaissent, à l'exception de leurs extrémités, qui forment l'utérus mâle ou utricul prostatique et l'hydatide non pédiculée. Une partie du corps de Wolff subsiste seule, et se transforme en épididyme. Le tubercule génital se change en pénis. Le sillon génital se ferme, pour constituer, avec le sinus uro-génital, les différentes portions du canal de l'urèthre, et les replis génitaux se soudent sur la ligne médiane, et donnent ainsi naissance au scrotum.

Chez la femelle, les glandes génitales développées représentent les ovaires. Les conduits de Müller, confondus dans leur partie inférieure, forment les trompes, l'utérus et le vagin. Les canaux et les corps de Wolff disparaissent, sauf la portion qui correspond à l'épididyme et qui constitue l'organe de Rosenmüller ou parovarium.

Le tubercule génital, beaucoup moins développé que chez le mâle, devient le clitoris. La gouttière génitale reste ouverte, et ses bords forment les petites lèvres. Le sinus uro-génital devient le vestibule et une portion de l'urèthre. Les replis génitaux restent séparés et constituent les grandes lèvres.

Nous conservons donc, pendant toute la vie, des vestiges de la période embryonnaire, où nous possédons simultanément les rudiments des organes des deux sexes. A ce point de vue, nous sommes tous légèrement hermaphrodites.

La différenciation sexuelle ne porte pas seulement sur les organes génitaux, mais aussi sur les caractères généraux de l'individu, conformation du squelette, du bassin en particulier, démarche, système pileux, voix, mamelles.

La différenciation physiologique est complète après la puberté, lorsque la sécrétion du sperme pour l'un, l'ovulation et la menstruation pour l'autre, se sont régulièrement établies. Il se produit, en même temps, des modifications psychiques, résultant de l'orientation générale des idées, des goûts, des habitudes, et surtout des penchants sexuels.

Ces caractères anatomiques, physiologiques, et psychiques peuvent être modifiés accidentellement, et paraître en désaccord avec le sexe de l'individu. De là un mélange, sur un même sujet, du type mâle et femelle en proportions variables.

Nous trouvons d'abord la *gynandrie*, où les organes externes de la femme simulent grossièrement ceux de l'homme.

Il y a alors hypertrophie du clitoris, qui peut atteindre, parfois, 4 et 5 centimètres de long. Les grandes et même les petites lèvres sont soudées, masquant l'orifice vaginal, et simulent le scrotum. La ressemblance est encore plus accusée, quand on rencontre l'ovaire hernié, situé dans la grande lèvre. Dans quelques cas de ce genre, les organes internes, féminins, présentent certains vices de conformation concomitants.

Les androgynes sont, généralement, des hommes monorchides ou cryptorchides, offrant certains caractères extérieurs de la femme, entre autres le développement exagéré des seins.

Ici le type masculin existe, au point de vue des organes génitaux externes. Le scrotum est soudé et surmonté d'une verge à gland perforé. Mais l'absence de testicules dans les bourses, le peu de saillie de la verge, la dépressibilité médiane du scrotum qui simule deux grandes lèvres juxtaposées, la dimension des seins, qui peuvent être aussi volumineux que chez la femme, donnent à l'individu un aspect féminin [1].

Le développement des mamelles, chez l'homme, accompagne souvent les anomalies des organes de la génération, quelles qu'elles soient.

On a signalé, depuis longtemps, l'analogie que présente l'organisme des castrats avec celui des cryptorchides et de beaucoup de pseudo-hermaphrodites. L'expérimentation nous a appris que chez les mâles privés de leurs testicules, les caractères masculins ne se développent pas, ce qui leur donne une ressemblance plus ou moins grande avec les femelles.

Les chapons n'acquièrent, ni le plumage, ni le chant du coq. On en a vu prendre les instincts féminins, imiter le gloussement de la poule et prendre soin de la couvée. Chez les cervidés soumis à la castration, les bois restent atrophiés et ne subissent plus la mue périodique.

De même, on voit des femelles, après l'ablation des ovaires ou la cessation de l'ovulation, prendre des caractères masculins très accusés. La poule et la paonne, devenues vieilles, se rapprochent parfois du brillant plumage du mâle, et prennent les instincts

---

1. Voy. à ce sujet : Pozzi, *Note sur deux cas de pseudo-hermaphrodisme*. Société de biologie, 1883, et *Société d'anthropologie*, 1887 ; Magitot, *Société d'anthropologie*, 1881.

belliqueux et sexuels du coq. Les biches et les chèvres très agées acquièrent des bois rappelant ceux du cerf ou du brocard.

Beaucoup de traits d'une transformation masculine s'observent fréquemment chez la femme, après la ménopause.

Darwin explique ces faits par ce qu'il appelle les caractères sexuels latents, lesquels existeraient indistinctement chez le mâle comme chez la femelle, et se montreraient après la cessation des fonctions sexuelles, qui en entravent le développement [1].

La plupart des sujets désignés sous le nom d'hermaphrodites sont des hommes atteints d'*hypospadias scrotal* ou *périnéo-scrotal.*

Ces individus sont, en général, à leur naissance, regardés comme du sexe féminin, enregistrés comme filles. Plus tard, on les considère comme telles, et elles portent des vêtements de femmes. Plusieurs même ont été mariées à des hommes. Les rapports sexuels ont lieu, alors, par l'orifice de l'urèthre dilaté, ou disposé en infundibulum.

D'autres fois l'intromission a lieu par la dépression vulvaire située au-dessous du méat. Beaucoup de ces êtres anormalement conformés ont du goût pour les femmes, et pratiquent un coït plus ou moins incomplet.

A l'examen des organes, on constate que la verge fait peu de saillie. Le gland, de la dimension de celui

____

1. Voy. à ce sujet : Hermann, Article *Hermaphrodisme* du *Dictionnaire encyclopédique,* et Giard, *Sur la castration parasitaire et son influence sur les caractères extérieurs du sexe mâle,* 1887.

d'un enfant, est imperforé, mais il présente à son extrémité une encoche qui pourrait en imposer, et faire croire à un orifice uréthral qui n'existe pas en réalité. Au-dessous, on observe un orifice vulvaire, de dimensions variables, mais parfois très étroit et permettant à peine l'introduction de l'index.

Dans l'espèce humaine, *l'hermaphrodisme vrai*, admis autrefois par les anciens, est très contesté aujourd'hui.

On a divisé l'hermaphrodisme en trois classes.

Dans la première, ou *hermaphrodisme latéral*, on a rangé les cas, où, chez un même sujet, on observe, d'un côté un ovaire, de l'autre un testicule.

Dans un second groupe, *hermaphrodisme vertical ou double*, on rencontre, du même côté, les organes mâles et femelles.

Enfin dans une troisième forme, *hermaphrodisme transverse*, les organes génitaux internes appartiennent à un sexe, tandis que les organes génitaux externes présentent les caractères du sexe opposé.

Ces divisions sont surtout théoriques, et les quelques rares faits sur lesquels elles s'appuient sont loin d'être probants.

En somme, l'hermaphrodisme vrai, c'est-à-dire la coexistence, chez l'homme, des ovaires et des testicules ne semble pas impossible *a priori*, mais nous n'en connaissons, actuellement, aucun cas bien avéré.

Les sujets désignés sous le nom d'hermaphrodites loin de jouir d'une double puissance génératrice, sont ordinairement inféconds.

D'abord, chez la plupart, les anomalies des organes génitaux coïncident avec d'autres vices de développement incompatibles avec la vie.

Chez ceux qui arrivent à l'âge adulte, le sperme est presque toujours dépourvu de spermatozoïdes. Lors même qu'il existerait des glandes normalement constituées, les malformations des voies génitales internes et externes s'opposeraient plus ou moins complètement à la fécondation.

Tout traitement serait nécessairement superflu dans les cas de ce genre. Les quelques opérations pratiquées en pareille circonstance, l'ont été, dans le but de faciliter les rapprochements sexuels, mais ne pouvaient avoir aucun résultat au point de vue de la procréation.

Causes générales agissant plus ou moins sur la procréation dans les deux sexes.

Après avoir rappelé les principales affections des organes génitaux de la femme qui entravent la fécondation, nous nous occuperons des influences générales ayant une action plus ou moins directe sur la procréation.

Nous ne parlerons pas des modifications que peut subir la fonction reproductrice pendant les maladies aiguës. Cette fonction n'ayant pas à s'exercer dans ces circonstances, la solution du problème ne présenterait pas un grand intérêt pratique. Il n'en est plus de même pour les maladies chroniques. Ici, les opinions varient avec les auteurs.

Tandis que, pour les uns, la plupart des maladies chroniques auraient peu d'influence, tant qu'elles n'agiraient pas sur les organes génitaux eux-mêmes, d'autres ont avancé que les maladies chroniques générales graves font disparaître l'aptitude à la reproduction, dans les deux sexes. Les faits sont plus en rapport avec cette seconde hypothèse.

C'est surtout chez l'homme qu'on a pu préciser les recherches, l'examen histologique du sperme fournissant un argument précieux. Tandis que, chez la femme vivante, il nous est impossible d'examiner l'ovule, et l'absence de règles n'a qu'une signification bien vague.

C'est ainsi qu'on a tour à tour mis en cause, la blennorrhagie, la chlorose, la tuberculose, la syphilis, l'adiposité, le diabète, l'albuminurie.

Il est bien certain que toute maladie grave qui atteint l'individu a une action sur chacune de ses fonctions, la fonction ovarienne comme les autres. Mais il n'en est pas moins vrai que des femmes, dans les périodes avancées de ces diverses affections, deviennent souvent enceintes. Il n'est aucun médecin ayant observé un certain nombre de sujets, qui n'ait eu l'occasion de le constater, principalement chez les tuberculeuses.

Nous avons déjà signalé la *blennorrhagie* comme cause de stérilité, à propos des métrites, des salpingites et des pelvipéritonites. Cette maladie a-t-elle une influence plus générale, en agissant sur l'organisme.

Nous ne le pensons pas, et les manifestations blennorrhagiques éloignées, telles que les affections des séreuses, les arthrites et les péricardites, n'ont aucune action sur les facultés reproductrices.

La gonorrhée n'en est pas moins, aujourd'hui, dans les grandes villes surtout, un des principaux agents de la stérilité, par les lésions locales qui en sont la conséquence.

Chez l'homme, l'inflammation spécifique ayant débuté par l'urèthre, se propage par le canal déférent jusqu'à l'épididyme, et donne lieu ultérieurement à une oblitération qui occupe, principalement, la queue de l'épididyme.

On constate alors, à ce niveau, une induration facile à percevoir. Cette induration, lorsqu'elle existe des deux côtés, entraîne presque toujours la stérilité, au moins quand sa durée remonte à plusieurs mois.

Après cinq à six mois, toute tentative de traitement échoue, et le malade, si les deux épididymes sont pris, est pour toujours stérile, quoique ayant conservé des désirs vénériens et la même aptitude qu'auparavant à pratiquer le coït.

Chez la femme, les conséquences de la blennorrhagie ne sont pas moins funestes pour la reproduction. Nous n'avons plus à revenir sur ce que nous avons dit des lésions qui en résultent du côté de l'utérus et des trompes. Mais nous ne saurions trop insister sur ce fait, que beaucoup de jeunes maris communiquent, sans s'en douter, à leur femme, une maladie dont ils se croyaient guéris depuis longtemps, et qui ne se manifeste plus que par une légère blennorrhée matinale, lorsqu'on presse sur le canal.

Il faut être bien prévenu aussi que, dans ces cas, il n'existe souvent, chez la jeune épouse, aucun des symptômes ordinaires de la blennorrhagie, ni vaginite, ni uréthrite. La contagion se fait directement dans le col utérin. Combien de femmes sont privées toute leur vie des joies de la maternité, uniquement pour cette cause.

Il est parfois difficile de décider si ces écoulements chroniques, ces *gouttes militaires*, sont oui ou non contagieux. Souvent il ne reste, comme dernier symptôme d'une uréthrite, que la présence dans l'urine de petits filaments, constitués par des cellules épithéliales et des globules de pus mélangés à du mucus. Ces produits de sécrétion, provenant surtout des glandes prostatiques, sont entraînés par le premier jet d'urine. Il ne faudrait pas croire, cependant, que tous les sujets présentant ces filaments soient exposés à contagionner leurs femmes, ainsi que quelques-uns l'ont avancé. L'urine de beaucoup d'hommes contient de ces productions, sans présenter aucun caractère contagieux.

Il sera utile, en pareil cas, de faire l'examen histologique des filaments. Si ceux-ci sont uniquement composés de mucus et d'éléments épithéliaux, il n'y a pas à redouter, pour la femme, les conséquences des rapprochements sexuels. Si, en outre des cellules épithéliales, on observe des globules de pus, et encore mieux des gonocoques, on doit mettre en garde le ma-

lade contre les dangers qui pourraient en résulter pour
la santé et la fécondité de sa future épouse.

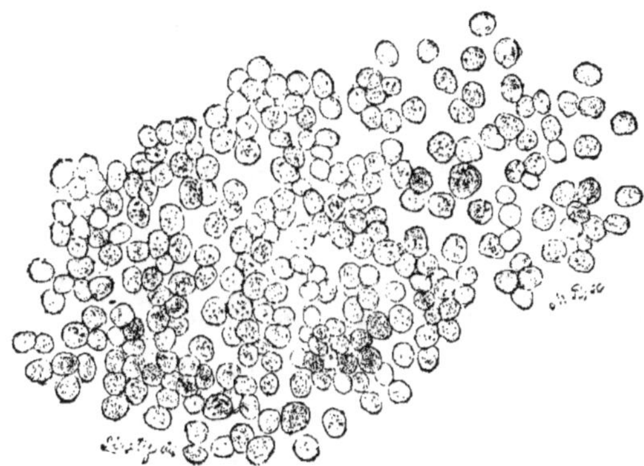

Fig. 15. — Uréthrite blennorrhagique aiguë (globules de pus).

De même, chez la femme, il est important de ne pas

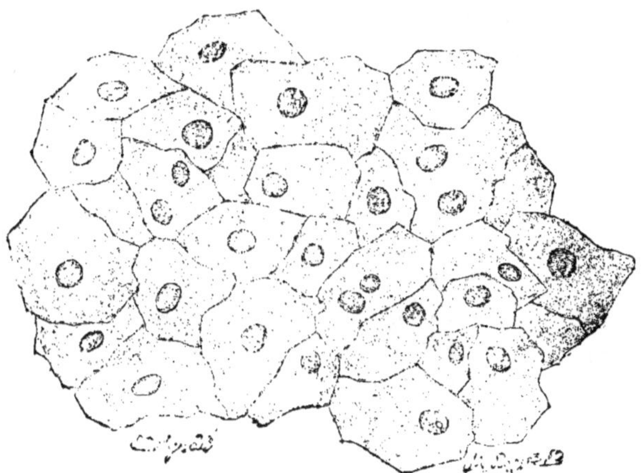

Fig. 16. — Uréthrorrhée (cellules épithéliales pavimenteuses.)
(Ces deux figures o et o ont été dessinées à la chambre claire et au
même grossissement.)

confondre l'uréthrite blennorrhagique avec l'uréthror-
rée non contagieuse. L'examen microscopique des pro-

duits excrétés servira encore ici à trancher la question. Dans le premier cas, le liquide est constitué par des globules purulents (V. fig. 15) plus ou moins mélangés de grosses cellules épithéliales pavimenteuses, et de nombreux gonocoques. Tandis que dans le second, il n'y a que des cellules épithéliales, et pas de gonocoques (V. fig. 16.)

Même à l'œil nu, avec un peu d'habitude, on différencie les deux sortes d'écoulement. L'un toujours plus ou moins coloré en jaune ou en verdâtre, l'autre blanchâtre et lactescent. Il est plus prudent de ne jamais se contenter de l'aspect macroscopique, et de recourir toujours au microscope, en pareil cas.

Martineau avait prétendu que l'acidité ou l'alcalinité de l'écoulement permettait de décider de ses propriétés contagieuses. Les recherches que nous avons faites à ce sujet, M. Henneguy et moi, ont réduit à néant la théorie émise par Martineau, qui prétendait

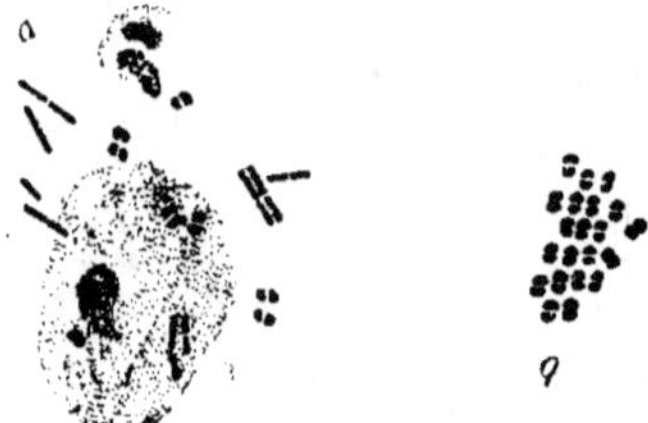

Fig. 17. — Microbes de la blennorrhagie (gonococcus de Neisser) (fig. d'après Bumm).

a. Cellules épithéliales pavimenteuses du vagin et globule de pus, à la surface et autour desquels ont voit des bacilles et des gonococcus.
b. Gonococcus provenant d'une culture pure.

que le pus blennorrhagique était toujours acide. Nous avons prouvé, au contraire, que dans la plupart des cas de blennorrhée, le liquide était acide, sans gonocoques, tandis qu'il était alcalin dans l'urèthre, le col utérin, les glandes vulvo-vaginales, dans des cas où les gonocoques[1] étaient très abondants[2] (V. fig. 17).

Lorsque les altérations gonorrhéiques se sont produites du côté des organes génitaux internes, de l'épididyme pour l'homme ou de la trompe pour la femme, les moyens thérapeutiques, quelles que soient leurs conséquences au point de vue de la santé générale, seront presque toujours illusoires relativement à la stérilité. D'où la nécessité de soigner la blennorrhagie dès le début, dans l'un comme dans l'autre sexe, et de n'abandonner le traitement que lorsque toute trace de la maladie aura disparu.

Quand on a affaire à une vaginite spécifique, il faut par des soins immédiats, chercher à l'empêcher de gagner le col utérin. L'absence de glandes dans la muqueuse vaginale nous explique pourquoi on parvient le plus ordinairement, assez vite, à la faire disparaître, lorsqu'elle est localisée dans cette région. Pour modifier la vaginite, il suffit de faire des pansements avec des tampons d'ouate imbibés de coaltar, ou d'un liquide antiseptique quelconque.

[1]. Bumm donne le procédé suivant, très expéditif, pour la recherche du gonococcus. On étale le produit de sécrétion sur une lame de verre, en couche mince, on le sèche à la flamme, on le laisse séjourner pendant une demi minute ou une minute dans une solution aqueuse concentrée de fuchsine, on essuie, on sèche de nouveau à la flamme, et on examine la préparation au microscope, avec une bonne lentille.

[2]. V. Henneguy et de Sinéty, *Société de biologie*, août 1885.

La grande question, pour réussir, c'est de renouveler fréquemment les pansements, au moins deux ou trois fois par jour, si c'est possible, et de pousser les tampons jusqu'au fond des culs-de-sac vaginaux. En outre, il importe d'enlever avec soin tout excès de liquide qui se répandrait sur la vulve, et qui produirait, à ce niveau, des douleurs inutiles, que l'on doit éviter aux malades.

Lorsque la blennorrhagie a gagné l'urèthre ou la muqueuse interne du col utérin, sa disparition est souvent longue et difficile à obtenir. Il faut alors porter la substance antiseptique sur toute l'étendue de la muqueuse cervicale, au moyen d'un peu d'ouate enroulée à l'extrémité d'une mince tige de bois.

Pour l'urèthre ou les glandes pré-urèthrales, on recourra de préférence aux injections, poussées lentement, et laissées un certain temps à demeure, avant de retirer la canule.

On ne doit jamais oublier, quel que soit le point actuellement atteint, que l'inflammation spécifique peut, à un moment ou à un autre, gagner les régions voisines.

La chlorose s'accompagne souvent de stérilité. Nous avons vu des chlorotiques infécondes, malgré plusieurs années de mariage, devenir enceintes, dès que la chloro-anémie avait disparu, sous l'influence d'un traitement approprié.

Nous ne savons pas grand chose des rapports qui existent entre le *diabète*, l'*albuminurie* et les facultés de reproduction, sinon qu'en affaiblissant l'organisme, toutes les fonctions étant plus ou moins solidaires de l'état général, ces maladies doivent entraîner une grande diminution dans l'énergie génésique.

L'adiposité, ou développement exagéré du tissu graisseux, est, généralement, un signe de peu d'aptitude à la fécondation.

L'obésité accompagne, ou précède même, assez souvent, la stérilité. On a noté, de tout temps, l'obésité des castrats et des vieilles prostituées. Les observations cliniques concordent avec les résultats expérimentaux. Chacun sait qu'on place les animaux dans des milieux différents, et qu'on les nourrit d'une façon dissemblable, selon qu'on veut obtenir des reproducteurs ou des animaux gras.

Dans les cas d'adiposité, on prescrira une alimentation spéciale, composée de viandes, de légumes verts et d'un peu de vin. Les malades boiront le moins possible, s'abstiendront de pain et de farineux. En outre, deux fois par semaine, on administrera un léger purgatif salin. L'exercice en plein air, le massage, l'électricité, certaines eaux thermales, seront d'utiles adjuvants des divers moyens que nous venons d'indiquer.

La tuberculose, considérée au point de vue de la procréation, agit, le plus ordinairement, en créant des lésions locales, du côté du testicule, de l'épididyme, de l'ovaire, et surtout des trompes.

Chez beaucoup de sujets mâles, on ne rencontre plus d'éléments fécondants dans les produits de l'éjaculation, longtemps avant l'invasion de l'appareil génital. Sur 76 cadavres de tuberculeux, Lewin n'a trouvé que 10 fois des spermatozoïdes.

Il n'en est pas moins vrai qu'on a également observé ces éléments arrivés chez des sujets aux périodes les plus avancées de la tuberculose. En réalité, contrairement à une opinion très répandue, les tuberculeux sont généralement peu prolifiques.

Pour la femme comme pour l'homme, on rencontre, assez fréquemment, un arrêt de développement, une sorte de torpeur des organes génitaux, que l'on a désigné sous le nom d'*infantilisme*.

Nous avons également constaté la stérilité, dans les premières périodes de la phtisie à marche lente, sans aucune lésion appréciable des organes génitaux.

Cependant, un grand nombre de tuberculeux se reproduisent avec facilité, avec trop de facilité, dirions-nous, au point de vue de la beauté de la race, et du bonheur des êtres qu'ils engendrent.

La syphilis est une cause assez fréquente de stérilité chez l'homme. A ce point de vue, le sarcocèle syphilitique a été considéré comme amenant souvent l'inaptitude à la procréation, par la disposition qu'on lui connaît à envahir les deux glandes, soit en même temps, soit l'une après l'autre. On a signalé des cas où, malgré la disparition du sarcocèle et malgré un traitement bien dirigé, la stérilité persistait, le tissu testiculaire ayant subi de profondes modifications.

Ces lésions sont, tantôt circonscrites, tantôt diffuses. Elles laissent souvent indemne l'épididyme, qui ne se prend qu'à la longue. L'intégrité du canal déférent a été indiquée comme un signe diagnostic précieux, dans les cas de ce genre. Quand les lésions sont doubles, les sujets sont généralement inféconds et quelquefois impuissants, comme à la suite de la castration.

Ce n'est pas seulement l'étendue des lésions testiculaires qui a de l'importance à ce point de vue. Il est rare, en effet, qu'elles envahissent les deux glandes dans toutes leurs régions. Malgré cela, l'absence de zoospermes s'observe assez souvent, même sans altérations anatomiques des organes génitaux, puisqu'on l'a constatée dans la moitié, à peu près, des cas où cette recherche a été faite, à des autopsies de syphilitiques. Chez la femme, la vérole agit surtout comme cause d'avortement, fréquemment d'avortement précoce passant inaperçu. Nous reviendrons plus loin sur ces faits, à propos de l'expulsion prématurée du produit de conception.

Dans les deux sexes, on fait souvent disparaître la stérilité d'origine syphilitique, par un traitement convenable, consistant principalement dans l'administration de l'iodure de potassium. et des préparations mercurielles, selon l'ancienneté de la maladie.

On a accusé un grand nombre de substances d'agir défavorablement sur les organes génitaux. En première ligne nous trouvons *l'iode*, dont, d'après quelques auteurs, l'usage prolongé cause la diminution des testicules, comme de beaucoup d'autres glandes.

Même à petites doses, chez certains sujets, ce médicament affaiblit les désirs vénériens et la puissance virile.

On a prétendu. que, sous son influence, les spermatozoïdes sont moins vivants et moins nombreux qu'à l'état normal. A l'appui de cette opinion, on a cité des phtisiques traités par l'iode, chez lesquels, la disparition de la puissance procréatrice avait coïncidé avec une diminution du volume des testicules chez l'homme, et une suppression des règles chez la femme.

Ces faits ne prouvent pas grand chose, car chez les phtisiques, même dans les périodes peu avancées, ces phénomènes se produisent sans qu'on ait jamais eu recours aux préparations iodées.

Le sulfure de carbone entraine, chez les ouvriers et ouvrières de quelques industries, ceux qui travaillent le caoutchouc en particulier, divers troubles du système génital, pouvant porter atteinte aux facultés reproductrices, surtout si les sujets sont exposés de bonne heure à son action délétère.

La plupart des ouvriers sont plus ou moins frappés d'impuissance. Chez la femme, les fonctions génératrices s'amoindrissent dans la même proportion que chez l'homme. La sensibilité diminue ou disparait, le désir des rapprochements sexuels s'éteint. Il est rare que les femmes exposées à l'influence du sulfure de carbone aient des enfants. Lorsque la conception s'opère, presque toujours l'avortement se produit pendant les premiers mois.

L'abus des narcotiques, de l'opium, du tabac, diminue les fonctions génésiques. On a noté, chez les ouvrières des manufactures de tabac, des règles plus abondantes, sans que, leur santé paraissent en souffrir autrement.

Plusieurs auteurs admettent que ces substances, à

elles seules, si elles sont absorbées longtemps à hautes doses, sont susceptibles d'empêcher la reproduction. On a fait le même reproche à l'usage prolongé du bromure de potassium.

Ces résultats, quand ils existent, sont bien plus accusés chez l'homme que chez la femme.

Les différentes diathèses, variables selon les races, ont une action indéniable sur l'aptitude à procréer.

Nous en dirons autant de quelques maladies nerveuses.

Certains épileptiques, aliénés, des deux sexes, deviennent stériles, quoique encore puissants, longtemps avant les périodes avancées de leur maladie.

Dans ces cas, la stérilité de ceux qui en sont atteints est plutôt favorable à la société, en diminuant le nombre des produits dégénérés, et destinés à être malheureux ou criminels, et, par conséquent, plus nuisibles qu'utiles.

Aux extrêmes de la vie, les deux sexes ont, entre eux, les plus grandes ressemblances. Chez l'enfant, au premier abord, il n'y a aucune différence tranchée, ni dans l'aspect et l'habitus extérieur, ni dans les allures, ni dans le caractère et les goûts. De même, quand on vieillit, on devient également ridé, courbé; les cheveux blanchissent ou tombent, les dents font défaut, aussi bien chez l'homme que chez la femme.

C'est, seulement, pendant la période d'activité des organes génitaux, que chaque sexe se présente avec tous ses caractères : caractères qui sont, en grande partie, sous la dépendance des modifications que subissent ces mêmes organes.

La castration, pratiquée de bonne heure, enlève à l'homme son aspect masculin. Le système adipeux se développe aux dépens des muscles. Leur voix, leur absence de barbe, leurs formes arrondies, donnent à ces sujets une apparence toute spéciale.

De même, chez la femme qui a dépassé la période de l'activité génitale, les contours gracieux de la jeunesse se perdent, la barbe pousse. Nous avons déjà signalé des faits identiques, observés sur certaines espèces animales dont l'aspect est essentiellement différent selon les sexes.

Chez les oiseaux aux vives couleurs, le paon, par exemple, les femelles trop vieilles pour pondre revêtent, parfois, le brillant plumage du mâle.

D'une façon générale, plus les caractères sexuels sont accusés, et plus on est en droit d'admettre l'aptitude des deux parents à se reproduire.

Tous nos sens, le toucher, la vue, l'odorat agissent avec une énergie variable, mais d'une façon constante, sur le sens génital lui-même. Celui-ci est également influencé par l'activité des centres cérébro-spinaux. Qui n'a constaté, à cet égard, les effets de l'imagination, ou du surmenage cérébral.

Du reste, tous les mobiles de la vie, plus ou moins modifiés ou transformés, en apparence, par la civilisation, peuvent se réduire à deux : la conservation de l'individu, et la conservation de l'espèce ou procréation.

Il nous reste encore à considérer quelques causes générales qui agissent également, dans les deux sexes, sur l'aptitude à la reproduction.

Nous trouvons d'abord la *nutrition*. Une foule de preuves nous démontrent les rapports intimes qui existent entre les fonctions de nutrition et la génération. Combien de fois les troubles gastriques s'accompagnent-ils d'une diminution dans les facultés génitales.

On a observé, depuis longtemps, que les années de famine, de disette, sont suivies d'une diminution notable dans le nombre des naissances.

Mais si les privations, trop accusées, sont nuisibles à la procréation, un résultat semblable est amené par un excès en sens inverse, c'est-à-dire par une exagération de la nutrition. Nous avons déjà signalé la surcharge graisseuse, l'obésité, comme accompagnant ou précédant même la stérilité.

L'exercice modéré des organes génitaux agit favorablement sur les fonctions de nutrition, excite l'appétit, rend gai et dispos. Tandis que la privation des plaisirs sexuels allanguit, produit l'obésité, rend le caractère morose et acariâtre.

L'abus de ces mêmes plaisirs a également une action nocive. D'où la double influence, réciproquement favorable, d'une bonne hygiène nutritive et génitale.

Ce qui nous conduit à cette conclusion, d'autant plus vraie qu'elle est plus banale, que plus l'état de santé des parents est satisfaisant, et plus, toute chose égale d'ailleurs, ils ont des chances de procréer de beaux enfants, et en grand nombre.

Il est bien difficile de dire, exactement, où commence l'abus des fonctions génitales. Peu de phénomènes physiologiques présentent de plus grandes variétés individuelles, que l'aptitude au coït. Aussi, les conseils de ceux qui préconisent la cessation des rapports sexuels, soit à cinquante, soit à soixante ans, sont-ils bien rarement écoutés.

Quand l'acte vénérien est suivi d'une sensation prolongée de fatigue ou de faiblesse, d'un degré très accusé d'inaptitude à tout exercice intellectuel ou musculaire, c'est qu'on a dépassé les limites indiquées par une bonne hygiène. C'est pourquoi on doit éviter, à tout âge, et, principalement, quand on avance dans la vie, les excitations factices, et ne satisfaire qu'aux besoins spontanés et manifestes de l'organisme.

Sans vouloir nier que les jouissances sexuelles exagérées, et trop souvent répétées, puissent, à la longue, devenir une cause de stérilité, nous croyons, en tout cas, que cette cause s'observe rarement isolée, et qu'un grand nombre d'auteurs lui ont fait jouer un rôle bien plus considérable qu'elle ne mérite.

Nous résumerons notre pensée sur ce sujet, en disant que, de tous les abus par lesquels l'homme se plaît à raccourcir sa vie, l'excès des plaisirs sexuels doit être le plus rarement incriminé.

L'âge des procréateurs a une grande importance pour la reproduction de l'espèce.

Généralement, les spermatozoïdes n'apparaissent dans le liquide spermatique que vers l'âge de la puberté. Mentegazza n'en a jamais rencontré avant dix-huit ans.

Il est vrai, comme le fait remarquer cet auteur, que ses observations portaient sur des paysans pauvres, mal nourris, et abattus par la malaria, et que, dans de meilleures conditions, la sécrétion doit être plus précoce.

Schlemmer a vu, chez des adolescents non féconds encore, les spermatozoïdes plus petits que chez l'adulte.

Pour le vieillard, les recherches ont été plus nombreuses et plus précises que pour l'adolescent.

Il ressort de tous les travaux publiés sur ce sujet, que les spermatozoïdes peuvent exister jusqu'à un âge très avancé. On a constaté leur présence chez un homme de quatre-vingt-six ans, et chez la moitié, à peu près, des octogénaires qui ont été examinés.

Chez quatre sujets au-delà de quatre-vingt-dix ans, Dieu n'en a pas trouvé.

Au début, comme à la fin de la vie génitale, on a observé des spermatozoïdes plus petits.

Duplay, sur 50 individus d'un âge avancé, a rencontré, 37 fois, des zoospermes et, 27 fois, ces éléments avaient l'aspect tout à fait normal. D'après Dieu, ceux-ci manquent, par le fait de l'âge, 32 fois sur 100, chez des hommes de soixante ans; 41 fois sur 110, chez les septuagénaires; 52 fois sur 100 chez les octogénaires.

Il paraît probable, d'après tous ces faits, que la présence des spermatozoïdes, même d'aspect normal, ne suffit pas pour affirmer les qualités fécondantes du liquide mâle. Encore doivent-ils posséder une activité, une vitalité, suffisantes, pour arriver jusqu'à l'ovule et le féconder. Nous reviendrons sur ces faits, à propos de l'examen histologique du sperme, dans les cas de stérilité dans un ménage.

Chez le vieillard, le liquide spermatique est quelquefois modifié dans son aspect et sa couleur. On trouve alors, peu ou pas de spermatozoïdes. Ceux-ci sont remplacés par du sang ou du pigment, résultant d'hémorragies récentes ou anciennes. D'autres fois, les éléments fécondants manquent, malgré l'aspect transparent et incolore du liquide.

On rencontre, assez souvent, chez les gens avancés en âge, des kystes de l'épididyme, des épaississements partiels de la tunique vaginale, n'ayant entravé en rien la génération des spermatozoïdes. Il en est de même des modifications séniles du testicule, diminution de poids, de volume, de consistance, qui coexistent, chez bien des sujets, avec la présence des zoospermes.

La faculté génératrice n'est dans sa toute puissance, dans les deux sexes, qu'après l'entier développement de l'organisme, et s'éteint lorsque la vitalité générale diminue.

Il ne faut pas confondre la *puberté*, avec *la nubilité*. Les âges où on a autorisé le mariage ont varié avec les époques, et diffèrent selon les peuples. Cette variation n'a pas grande importance. Elle dépend de conditions complexes, et les considérations d'ordre social ou politique y ont eu, et y ont encore aujourd'hui, une part plus considérable que les règles d'une sage hygiène.

Malheureusement, les questions d'hygiène occupent une place trop minime dans les arrangements matrimoniaux, où la fortune, pour les classes élevées surtout, est la principale préoccupation.

Chaque jour on unit une tuberculeuse et un scrofuleux, s'ils possèdent une belle situation sociale.

On fait, pour l'espèce humaine, ce qu'aucun éleveur ne tenterait pour d'autres espèces animales, sans être taxé de folie.

Est-ce à dire qu'il y a, dans ces cas, indifférence des parents pour la santé ou l'avenir de leurs enfants. Certainement non, au moins pour la plupart. Mais ces unions fatales, qui sont une plaie pour la famille et la société, résultent, avant tout, de l'ignorance des classes riches, des classes dites dirigeantes, relativement aux sciences naturelles en général, et à ce qui concerne l'homme en particulier.

Ainsi que nous l'avons déjà dit, la limite d'âge où on peut procréer, même de beaux enfants, est très étendue. Néanmoins, l'époque de la vie la plus favorable pour obtenir les meilleurs produits est de vingt deux à vingt-cinq ans pour l'homme, de dix-neuf à vingt-et-un pour la femme.

C'est surtout, chez elle, que l'âge a le plus d'importance. Dans nos pays, peu de jeunes filles devraient être mariées avant dix-sept ans révolus, et les mariages tardifs sont également préjudiciables. De nombreux exemples de ces faits nous sont fournis par les recherches de la démographie moderne [1].

1. Kisch, sur 556 femmes mariées entre 15 et 19 ans, a vu la fécondation avoir lieu dans les 15 premiers mois du mariage dans la proportion de 54 pour 100. Tandis que chez les sujets

On a voulu faire jouer un rôle aux *divers tempéra-ments*, dans la faculté plus ou moins grande qu'ont les sujets à se reproduire. Aucun tempérament n'est plus apte qu'un autre à perpétuer l'espèce.

Toutefois, il est bien évident que les individus, hommes ou femmes, dont les fonctions s'exercent avec régularité et énergie, sont de meilleurs procréateurs que ceux qui sont maladifs ou infirmes.

Nous devons, à ce propos, dire quelques mots de la frigidité dans les deux sexes.

Chez l'homme, l'absence de désirs vénériens, ou frigidité, rentre dans l'histoire de l'impuissance. Il n'en est plus de même pour la femme, qui peut pratiquer, et pratique tous les jours l'acte sexuel sans éprouver aucune sensation voluptueuse.

On a beaucoup discuté sur l'utilité de ces sensations chez la femme, relativement à son aptitude à être fécondée. Quelques auteurs ont affirmé cette utilité, et Roubaud lui consacre un long chapitre de son livre.

D'après cet observateur, pour que l'éréthisme vénérien se produise chez la femme, il faut l'intégrité et le fonctionnement normal des organes suivants : 1° du bulbe du vagin et de son muscle constricteur ; 2° du réseau vasculaire intermédiaire qui fait communiquer le bulbe et le clitoris ; 3° du clitoris, et surtout de la

---

mariés entre 20 et 25 ans cette proportion atteignait 67 pour 100, indépendamment de tout état pathologique appréciable, pour l'une comme pour l'autre catégorie.

Kisch. *Zur Lehre von der Sterilität der Weibes.* Deutsche med. Wochenschr, 1885 et Jahresbericht, 1886, B. 2, p. 617.

partie libre du gland ; 4° des nerfs génitaux qui doivent rester en rapport avec le système nerveux central.

C'est par l'absence d'une de ces conditions, qu'il explique certains cas de frigidité, survenus après un accouchement ayant amené des déchirures de la vulve ; frigidité qui persistait plus ou moins longtemps, quelquefois pendant toute la survie de la femme.

L'insensibilité érotique complète, congénitale, c'est à dire ne s'étant pas éveillée avec la puberté, ou après un certain temps de mariage, est un phénomène rare. Elle provient, le plus souvent, du fait du mari, ou du défaut d'harmonie des organes des deux époux.

Cependant, quoique peu commune, la frigidité absolue, idiopathique, par vice de tempérament comme on aurait dit autrefois, existe bien réellement.

On a admis, également, que le col utérin possède une excitabilité spéciale, plus ou moins indépendante des sensations voluptueuses, qui faciliterait la pénétration du sperme. Donc, la diminution, ou la perte de cette excitabilité, pourrait entraver la fécondation. Nous avons déjà fait allusion à cette sorte d'éréthisme utérin, admis par quelques physiologistes, dans un autre paragraphe de ce livre, à propos de la progression des spermatozoïdes.

On a voulu expliquer ainsi le peu de conceptions qui se produisent chez les prostituées. On a fait valoir, à l'appui de cette hypothèse, que les femmes livrées à la prostitution, lorsqu'elles se marient et cessent leur métier, deviennent enceintes, sous la seule influence du repos relatif des organes génitaux : l'imprégnation ayant fait défaut jusqu'alors, malgré les rapprochements nombreux et variés continués depuis un grand nombre d'années.

Cette question du peu de fréquence de la fécondation chez les prostituées, démontrée par toutes les statistiques, est extrèmement complexe dans les interprétations auxquelles elle peut donner lieu.

Tandis que 100 femmes mariées donnent 341 naissances, 100 prostituées en fournissent seulement 60, c'est-à-dire près de six fois moins. D'après d'autres documents, tandis que la femme mariée a 1 enfant dans la proportion de 18 pour cent, la prostituée libre de 3 pour 100, et la prostituée inscrite de 1 pour 100 seulement.

Chez cette catégorie de femmes, on rencontre, très fréquemment, de la métrite, de la salpingite, de la pelvipéritonite, facteurs si importants, comme nous l'avons déjà dit, pour l'étiologie de la stérilité.

Il faut, également, tenir compte des lavages et injections froides, fréquemment répétées, avec addition de liquides médicamenteux qui tuent les spermatozoïdes. Cependant, ce moyen est moins puissant qu'il ne semblerait devoir l'être, puisque Haussmann a trouvé des spermatozoïdes, animés de mouvements, dans le col utérin, plusieurs jours après le coït, et cela malgré de fréquentes injections d'une solution de sulfate de cuivre, substance dont l'action nocive pour les éléments reproducteurs est parfaitement constatée.

Enfin il faut faire entrer en ligne de compte la fréquence des avortements, soit provoqués, soit produits naturellement, aux premières périodes de la grossesse.

Souvent ces avortements passent inaperçus, et sont pris pour des règles difficiles, ou de la dysménorrhée membraneuse, ainsi que nous l'avons constaté nous-même.

En somme, il résulte de nos recherches personnelles, que, chez les prostituées, encore plus que pour les autres catégories de femmes, ce qui domine l'étiologie de la stérilité, ce sont les maladies spécifiques contagieuses, syphilis et blennorrhagie, et leurs conséquences plus ou moins éloignées.

La première se manifestant surtout, ainsi que nous l'avons déjà dit, par des avortements répétés, la seconde donnant lieu à des inflammations des trompes et du péritoine pelvien.

Les auteurs qui ont incriminé le manque d'excitabilité du col utérin ont aussi admis une stérilité par excès de sensibilité de cet organe, comme par excès de passions génésiques.

Les influences, conscientes ou inconscientes, du système nerveux, sur la fécondation, sont encore bien obscures. Néanmoins, on voit quelquefois l'aptitude à l'imprégnation et l'éveil des sentiments voluptueux se développer simultanément, et continuer, après avoir fait défaut pendant bien des années.

On en trouve plusieurs exemples dans les auteurs. Courty cite le fait d'une dame âgée qui, après quinze ans de mariage infécond, malgré la santé la plus florissante, avait eu de son amant un premier enfant, suivi bientôt de deux autres dont l'auteur fut le mari.

Le sentiment voluptueux ne s'était éveillé, chez elle, qu'à l'époque de sa première conception.

Mais combien doit-on accepter avec réserve tous les faits de ce genre, où le dire de la femme est un des principaux éléments de certitude. La femme, et surtout la femme hystérique ment, pour le plaisir de tromper, même lorsqu'elle ne trouve aucun avantage personnel à dire le contraire de la vérité.

Les excitations nerveuses facilitent peut-être la fécondation.

Toutefois, si quelques faits se prêtent à cette hypothèse, il en est un plus grand nombre avec lesquels elle ne cadre nullement.

Beaucoup de femmes, indifférentes aux plaisirs de l'amour, deviennent mères, à la suite de rapports avec des hommes qui leur sont antipathiques.

D'autres sont devenues enceintes consécutivement à un viol, sous l'influence d'un narcotique, ou pendant le sommeil anesthésique, provoqué dans un but thérapeutique, ainsi que nous l'avons vu à propos du vaginisme.

Enfin les succès obtenus avec la fécondation artificielle démontrent que l'acte organique qui constitue la conception ne demande pas, nécessairement, la participation volontaire de la femme.

En faveur des opinions que nous venons d'exposer, et je dirais presque de combattre, on a fait valoir, encore, que quelques femmes, n'ayant pas eu d'enfants avec un époux, en ont eu avec un autre. Mais ne sait-on pas qu'un grand nombre de mariages stériles, le sont par le fait du mari.

Peut-être, certaines femmes n'ont-elles qu'une fécondité relative. Et, en outre, l'âge et le temps ont pu amener des modifications dans la santé générale, ou dans l'état des organes génitaux internes.

Il est probable que les métrites, salpingites, pelvipéritonites, jouent un rôle dans bien des cas de ce genre, et que des adhérences, des lésions inflammatoires anciennes s'opposant à la fécondation, ont pu disparaître peu à peu, sous l'influence du temps et d'un traitement bien dirigé. Nous ne voulons pas nier, cependant, l'existence de la stérilité relative de deux époux, c'est-à-dire que, leur union étant restée improductive, chacun d'eux devienne fécond, de son côté, en changeant de conjoint.

La précision scientifique, nécessaire pour pouvoir affirmer la réalité de semblables observations, est bien difficile à obtenir chez l'homme. Toutefois, des faits du même ordre ayant été constatés pour d'autres animaux, on est en droit d'en admettre la possibilité dans l'espèce humaine.

L'influence des saisons sur l'aptitude à procréer est assez généralement admise. Le printemps, qui amène les phénomènes du rut chez la plupart des vertébrés, exerce également une action sur l'homme. C'est dans les mois d'avril, mai et juin, que les conceptions sont les plus nombreuses. C'est également, à cette époque, qu'il se commet le plus de viols et d'attentats à la pudeur.

On peut donc dire que le printemps donne lieu, chaque année, à une sorte de rut, auquel l'homme est assujetti jusqu'à un certain point.

De même que la domestication des animaux diminue la périodicité du rut, de même les habitudes sociales, et les milieux factices qu'elles nous créent, rendent moins sensible cette action exercée par le retour du printemps sur notre sens génital.

Aussi les conceptions et les naissances subissent-elles d'une façon plus accentuée, l'influence des saisons, dans les campagnes que dans les villes, et plus dans les petites villes qu'à Paris. Le mois le plus favorable à la conception paraît être le mois de mai.

Il existe, à ce sujet, des dispositions individuelles assez curieuses, d'où il résulte que, dans un même ménage, plusieurs enfants, d'âge très différent, sont tous nés dans le même mois.

On pourrait se demander si toute femme est également fécondable, à n'importe quelle période de l'année, ou si, selon les femmes, il existe un moment plus favorable pour l'imprégnation. Nous observions, récemment, une mère de famille ayant eu quatre enfants, tous nés en janvier, et une fausse couche qui aurait également abouti à janvier, si la grossesse était arrivée à son terme.

Il résulte de ces faits que, chez une femme ayant eu un enfant, et en désirant d'autres, il faut s'enquérir de l'époque correspondant à la première conception, et conseiller, après un peu d'abstinence génitale, le coït à cette époque.

Peut-être la femme primitive n'était-elle fécondable qu'à certaines saisons de l'année, et n'est-ce que peu à peu que les transformations se sont produites dans ses fonctions et ses aptitudes physiologiques.

Il va sans dire que c'est là une pure hypothèse, que nous n'émettons que sous toutes réserves.

On sait, du reste, combien les changements d'habitude et de genre d'existence influent sur les fonctions génésiques. Personne n'ignore que certains animaux domestiques sont beaucoup plus féconds que les mêmes espèces vivant à l'état sauvage.

Quelques auteurs ont prétendu que les femmes grasses et froides conçoivent plus facilement au printemps ou en été, tandis que les femmes ardentes, maigres et nerveuses, seraient plus aptes à être fécondées en hiver.

Cette opinion, reproduite dans la plupart des écrits relatifs à la stérilité, ne nous semble représenter qu'une simple vue de l'esprit, qui n'est basée sur aucun groupe d'observations sérieusement étudiées.

L'influence des différentes races, et surtout de leurs croisements, sur l'aptitude procréatrice, est, encore aujourd'hui, une question des plus controversées. Cette influence semble varier beaucoup, non seulement d'une race à l'autre, mais pour chaque cas individuel

On a vu une femme mulâtre avoir d'un nègre deux enfants mulâtres et onze vrais nègres, ou une négresse donner à un mulâtre neuf enfants noirs et deux mulâtres. Ou bien, encore, un nègre a eu d'une blanche sept filles mulâtres et quatre garçons blancs.

Bégon a vu, aux Antilles, des jumeaux d'une négresse qui étaient, l'un blanc à cheveux longs, l'autre noir et à cheveux crépus.

Les cas d'hérédité croisée, de la mère au fils, ou du père à la fille, sont assez communs chez l'homme. Des faits analogues s'observent aussi dans le métissage des animaux.

Ce qui domine habituellement, dans l'hérédité, aussi bien au sein d'une même race que dans les croisements, ce n'est pas l'influence sexuelle, mais bien les degrés divers de consolidation du type ou de tel ou tel caractère chez l'un des procréateurs. Celui des deux auteurs qui appartiendra à la race la plus ancienne, la moins mélangée, aura, quel que soit son sexe, la victoire dans le conflit. C'est, peut-être, pour cette raison, qu'en se croisant avec les autres races humaines, les Chinois l'emportent d'ordinaire dans les transmissions héréditaires du type.

Cette variété dans les transmissions héréditaires, et dans les caractères extérieurs des produits d'une même race ou de races différentes, se retrouve également dans leur aptitude à se perpétuer.

On admet, généralement, le peu de fécondité des mulâtres entre eux, et la difficulté qu'ils auraient à subsister, sans de fréquents retours à l'une des races mères.

Cependant, l'ensemble des observations est si peu concluant, que plusieurs anthropologistes soutiennent encore que les croisements perfectionnent les races, tandis que d'autres admettent qu'ils les détériorent toujours.

Souvent on peut prendre pour une stérilité résultant du croisement, ce qui provient du non acclimatement de l'une des deux races mères. On sait, par exemple, que les Européens ne se sont acclimatés, ni dans les îles de la Sonde, ni dans l'Indoustan. Peu productifs entre eux, à la première génération, ils deviennent presque constamment inféconds à la seconde.

On a signalé à Java, chez les Lipplappens, ou métis de Hollandais et de Malais, un mode particulier de stérilité extrêmement curieux, s'il était vrai. En s'unissant entre eux, les Lipplappens de la troisième génération n'engendreraient plus que des filles, et celles-ci seraient toujours stériles. Broca, qui rapporte en détail cet exemple de stérilité à forme bizarre, ne nous dit pas à quelle source il a puisé ses renseignements.

Malgré des conversations fréquentes avec des natifs de Java ou des voyageurs y ayant séjourné plus ou moins longtemps, nous n'avons jamais pu avoir la confirmation des faits avancés par Broca, et consignés dans un de ses livres sur l'anthropologie [1].

Dans la plupart des cas de ce genre, il est difficile de faire la part du métissage et de l'acclimatement.

Ainsi, en Egypte, les Mameluks n'ont jamais pu créer de famille avec les femmes de leur propre race, ce qui prouve combien le climat peut influencer la fécondité.

En ce qui concerne les phénomènes d'hybridité dans le genre humain, l'opinion des anthropologistes est loin d'être unanime. Les conclusions de Broca, à ce sujet, sont encore, pour la plupart au moins,

1. Broca, *Instructions générales pour les recherches anthropologiques à faire sur le vivant*. Paris, 1879. page 209.

l'expression de l'état de la science sur cette question.

Chez l'homme, comme chez d'autres mammifères, il y a, suivant les races et les espèces, des degrés très divers de la faculté reproductrice ou homogénésie. Les métis de certaines races sont parfaitement productifs, ou eugénétiques. D'autres occupent une situation moins élevée dans la série de l'hybridité. Enfin, il y a des races dont l'aptitude procréatrice parait tellement obscure, que les résultats, même du premier croisement, sont à l'état de doute.

L'influence des mariages entre parents rapprochés ou *mariages consanguins*, sur la procréation, le nombre et la qualité des produits, a donné lieu à de nombreuses discussions. Il est incontestable que dans toute espèce d'unions, les conjoints apportent leurs chances d'hérédité morbide. L'enfant est le résultat de l'accouplement des qualités et des défauts propres à chacun des procréateurs.

Mais quand ceux-ci sont consanguins, leur parenté réciproque est-elle, par elle-même, une cause spéciale de dégradation organique, fatale à la propagation de l'espèce.

Lorsque les parents sont entachés d'un vice quelconque, tous les auteurs admettent qu'ils ont de grandes chances de le transmettre à leur postérité. D'autres sont allés plus loin, et ont prétendu que, même quand les parents sont absolument sains, les unions consanguines sont nuisibles à la descendance, et donnent des vices héréditaires à ceux qui n'en ont point. Cette question des mariages entre parents a été mêlée à une foule de considérations religieuses et sociales. Au début des sociétés, ou à une certaine période de leur développement, les unions entre parents, père et fille, mère et fils, frère et sœur. étaient la règle. Sans parler des époques sur lesquelles nous ne pouvons faire que des hypothèses, l'histoire de l'humanité nous offre de nombreux exemples de procréation entre parents rapprochés.

Nous ne pouvons juger des résultats de ces unions, au point de vue de la valeur des produits qui en étaient issus. Mais nous avons aujourd'hui à notre disposition, pour trancher la question, un certain nombre d'exemples qui nous paraissent décisifs. Nous citerons, surtout, certains petits ports pêcheurs des côtes de France, où la population maritime vit dans le voisinage d'une population agricole sans s'allier à elle. Dans la commune de Batz entre autres, dans la Loire-Inférieure, composée de 3.000 habitants, les mariages sont fréquemment répétés, depuis un très grand nombre d'années, entre les parents d'une dizaine de familles.

Pour la plupart d'entre eux, la parenté est du troisième au cinquième degré, et, néanmoins, femmes et hommes sont robustes, de haute taille, de bonne santé, et les enfants sont nombreux. Nous pourrions rappeler beaucoup d'autres observations aussi concluantes, d'où il résulte que la consanguinité, par elle-même, n'est nullement nuisible et n'a aucune action sur le degré de fécondité.

Comme l'a dit Sanson, elle élève l'hérédité à sa plus

haute puissance, en faisant agir, dans un même sens, l'*atavisme*, ou disposition à revenir à des qualités encestrales, et l'hérédité individuelle.

Donc, si les parents sont vigoureux, bien portants, ces qualités s'accumulent dans leurs descendants, et son influence est favorable à l'espèce. Si les procréateurs sont, au contraire, maladifs, ou présentent un état pathologique quelconque, les vices héréditaires des deux familles se transmettent à la descendance, et son action est alors nuisible.

Ce n'est pas, en un mot, la consanguinité qui est saine ou morbide, c'est le terrain sur lequel elle s'exerce.

Toutes les dispositions pathologiques, ou les caractères physiologiques, ne sont pas également transmissibles à la descendance.

Les déformations ou mutilations accidentelles ne sont pas, d'ordinaire, léguées à la progéniture. Ainsi, les déformations craniennes, l'amputation de certaines phalanges, la circoncision judaïque, quoique pratiquées depuis des siècles, chez certains peuples, ne sont jamais héritées.

Il est tout un groupe de maladies, plus transmissibles que les autres, ce sont celles qui atteignent le système nerveux central, dans ses parties essentielles. Bien plus, les maladies des centres nerveux peuvent être héréditairement transmissibles, même quand elles ont été artificiellement provoquées.

Les femelles de cobayes, rendues épileptiques expérimentalement, ont des petits pourvus de zones épi leptogènes, ainsi que l'a démontré Brown-Séquard.

Dans l'espèce humaine, l'épilepsie, l'hystérie, et surtout la folie sous ses différentes formes, sont très souvent héréditaires.

Cette facilité de transmission des maladies des centres nerveux, à la descendance, a permis, souvent, d'en suivre la gradation. La folie confirmée n'est, parfois, que le dernier échelon d'une longue succession d'anomalies psychiques, causées par des habitudes vicieuses, une mauvaise hygiène mentale, l'abus de certaines substances, l'alcool en première ligne.

Nous disposons donc, jusqu'à un certain point, de la santé psychique de notre postérité.

Heureusement pour l'humanité, les produits résultant de l'union d'individus dégénérés eux-mêmes n'ont pas besoin d'arriver au dernier terme de la dégradation, pour être frappés de stérilité, et par conséquent, incapables de reproduire le type de la dégénérescence.

Ce résultat, nous le répétons, s'accuse principalement à la suite des lésions du système nerveux central.

Nous avons parlé de l'action des différentes diathèses, au point de vue de la stérilité chez l'homme et chez la femme. Il est bien probable que ces diathèses s'accentuent de plus en plus par l'hérédité, si les deux parents en sont atteints.

Mais nous touchons là à une question encore bien peu connue, et au sujet de laquelle les matériaux sont insuffisants pour permettre, aujourd'hui, une conclusion scientifique. Les états si divers, désignés sous le nom de diathèses, sont, eux-mêmes, loin d'être nettement définis.

Ce qu'il y a de certain, comme loi de physiologie générale, c'est que tout ce qui affaiblit l'organisme, affaiblit ses différentes fonctions, et peut, à la longue, diminuer d'abord la fécondité, pour arriver, enfin, à la stérilité absolue.

C'est à une série de causes diverses que l'on doit le dépeuplement des contrées envahies, même sur une petite étendue, par des races supérieures en civilisation. Au bout d'un temps plus ou moins long, les indigènes tendent à disparaître complètement.

La phtisie, l'alcool, les maladies et les vices de tout genre importés par nous chez ces peuplades sauvages, aident, chacun pour sa part, à obtenir ce résultat, c'est-à-dire la disparition des races autochthones.

C'est ainsi qu'en Polynésie, les femmes, très fertiles autrefois, sont, aujourd'hui, relativement stériles.

Nous avons introduit dans ces îles des maladies inconnues jusqu'alors, en particulier la tuberculose. Et nous savons que plusieurs états morbides enlèvent l'aptitude à la reproduction, longtemps déjà avant leurs manifestations ultimes.

On a encore invoqué, pour expliquer la disparition des facultés procréatrices de certaines races, cette opinion, émise par quelques voyageurs, que, dans tels ou tels pays, en Australie par exemple, les rapports d'une femme indigène avec un Européen la rendaient inféconde, même avec les hommes de sa race.

Cette assertion, au moins dans ce qu'elle a de trop

absolu, a été contredite par de nouvelles observations. On avait voulu faire intervenir, dans les cas de ce genre, des modifications hypothétiques subies par la constitution de la mère, sous l'influence de la gestation d'un embryon produit par tel ou tel père.

Plusieurs auteurs admettent que la mère conserve plus ou moins longtemps, dans son organisation, l'empreinte de la constitution du père, par une sorte d'inoculation, comparable à celle qui lui fait contracter des maladies par l'intermédiaire du fœtus. Ces faits sont loin d'être démontrés, surtout chez l'homme.

Toutefois, plusieurs observations pourraient faire admettre, pour quelques espèces animales, qu'une femelle fécondée par un mâle acquiert et conserve une disposition à produire ensuite, avec un autre mâle, des petits semblables au premier.

Nous rappellerons, à ce sujet, une série de faits bien connus. Une jument, couverte par un zèbre, mit d'abord au monde un métis zébré. Saillie ensuite par un cheval arabe, elle eut successivement trois poulains zébrés comme le premier mâle.

La jument qui fait un mulet, et qui est ensuite couverte par un cheval, a parfois un poulain présentant quelque ressemblance avec l'âne.

La mère du mulet conçoit plus difficilement avec les chevaux qu'avec les ânes.

C'est surtout ce dernier fait qu'on a voulu rapprocher de celui des femmes Australiennes ou Polynésiennes, qui, fécondées par des Européens, deviendraient, par là, relativement stériles avec les hommes de leur race, sans être cependant infécondes avec les blancs·

La captivité suffit pour rendre improductifs un grand nombre d'animaux. On a supposé que des causes morales agissent de même chez les sauvages.

Contrairement à cette hypothèse, on a cité les Havaïens, qui sont libres, bien logés, bien nourris, et dont, néanmoins, le nombre diminue, dans des proportions formidables, par la stérilité des femmes. D'où la conclusion de l'auteur d'un mémoire sur ce sujet, que l'organisation physique des sauvages est réfractaire à la vie civilisée.

Quelle que soit l'obscurité qui entoure encore les derniers faits que nous venons de passer en revue, et l'impossibilité où nous sommes de les expliquer complètement, avec les notions actuelles de la physiologie, nous avons cru devoir les signaler, mais avec les restrictions que la science nous impose, pour tout ce qui n'est pas parfaitement démontré.

Quant à ce qui a trait à la fécondité plus ou moins grande des races pures ou mélangées, c'est surtout dans l'acclimatement que nous trouvons quelques moyens de modifier certaines dispositions à la stérilité.

Le premier principe pour s'accoutumer à des climats tout différents du nôtre, c'est de prendre des habitudes en rapport avec les dangers que présentent ces nouvelles conditions d'existence. Souvent l'acclimatement de l'individu n'amène pas l'acclimatement de la descendance. Il en résulte une grande diminution dans la fécondité des femmes, et une mortalité considérable parmi le petit nombre d'enfants procréés par les immigrés.

Les nouveau-nés des colons, de race pure, ne reçoivent pas de leurs auteurs les bénéfices de l'acclimatement. Ils en doivent subir eux-mêmes les épreuves, et pour peu que le climat soit défavorable, l'épreuve leur est funeste.

Il ne suffit pas de séjourner dans un pays un certain nombre d'années, ou même quelques générations, pour être adapté, naturalisé, à une région.

Pour pouvoir être assimilé aux aborigènes, surtout au point de vue de la reproduction, il faut un nombre considérable de générations, et peut être de croisements.

D'après tous les documents réunis sur ce sujet, c'est, surtout, par le croisement avec les races indigènes, qu'on obtient un acclimatement plus prompt et une fécondité plus durable.

La plupart des causes de stérilité que nous avons étudiées jusqu'ici résultent d'une absence d'imprégnation. Mais pour la reproduction de l'individu, il ne suffit pas que l'ovule soit fécondé, il faut encore qu'il vienne se greffer sur la muqueuse utérine, qu'il trouve les matériaux nécessaires à sa nutrition, et qu'enfin l'embryon, arrivé au terme de son développement, soit expulsé par les voies naturelles. Tout ce qui entrave une de ces phases met obstacle à la procréation.

Nous allons donc passer en revue ce qui a trait à l'avortement et à la grossesse extra-utérine.

Avortement.

On désigne sous le nom d'*avortement*, l'expulsion du produit de la conception, *avant l'époque où il est viable*. L'avortement diffère de l'*accouchement prématuré*, en ce que celui-ci est l'expulsion d'un *fœtus viable*, avant le terme ordinaire de la grossesse.

Nous avons eu souvent l'occasion, dans le cours de cette étude, de signaler certains obstacles à la fécondation, qui deviennent aussi des causes d'avortement, lorsque l'imprégnation s'est produite. De ce nombre sont les diverses lésions de l'utérus et des annexes, la métrite, les corps fibreux, le cancer, la pelvi-péritonite.

Les conditions qui amènent l'expulsion prématurée de l'embryon peuvent se réduire à trois catégories. Dans un premier groupe, nous rangerons les cas où l'avortement est la conséquence de contractions utérines, le fœtus étant encore vivant.

Dans un second, ceux où les lésions se produisent du côté de la caduque ou du placenta, sous forme d'épanchements sanguins. Ces épanchements sanguins sont une des causes les plus fréquentes de l'avortement, en décollant le placenta, ou en diminuant de plus en plus le champ de l'hématose. Mais lorsqu'ils sont limités à une petite étendue, les accidents peuvent être nuls, ou très minimes, et la grossesse continuer son cours jusqu'à son terme.

Enfin, dans un troisième groupe, nous rangeons les cas de maladies ou de mort de l'embryon lui-même. La cessation des phénomènes vitaux peut résulter de l'action lente sur le produit de conception d'une affection constitutionnelle de la mère ou du père, ou d'une altération qui lui soit propre.

Que la mort dépende de perturbations accidentelles, physiques ou morales, ou de l'action plus prolongée de maladies aiguës ou chroniques, d'intoxications quelconques, le résultat est toujours le même. L'embryon ayant cessé de vivre devient pour l'utérus un corps étranger, qui sollicite ses contractions, et qu'il ne tarde pas à expulser.

L'âge des procréateurs a été considéré comme ayant une certaine influence sur l'interruption de la grossesse, dans ses périodes initiales. Il est évident qu'il y a, pour la femme, comme pour l'homme, un âge où l'évolation générale et génésique est encore incomplète, et un autre où elle commence à se dégrader, et que, dans ces deux conditions, quoique l'imprégnation soit possible, les produits de conception sont plus disposés à ne pas atteindre le terme de la gestation.

Mais c'est là surtout une vue de l'esprit, et les chiffres des statistiques ne prouvent pas que les unions prématurées, c'est-à-dire au-dessous de vingt ans, où les grossesses tardives, exposent plus que d'autres à l'avortement.

L'action de la primiparité est souvent difficile à dégager des conditions d'âge, et des causes accidentelles qui accompagnent les débuts du mariage.

Cependant, on voit, assez fréquemment, les primipares avorter une première fois, et n'avoir ensuite que des grossesses à terme. Comme si une première gestation interrompue avait émoussé la susceptibilité de l'utérus à se laisser distendre.

On a accusé les mariages consanguins de donner lieu à des avortements. Nous nous sommes suffisamment étendu sur cette question de la consanguinité pour n'avoir pas à y revenir ici.

L'hérédité a été souvent notée, dans l'étiologie de l'expulsion prématurée du germe. Cet accident étant fréquemment lié à la constitution du père ou de la mère, il n'est pas surprenant qu'il se répète plusieurs fois chez les mêmes femmes, ou que, lorsque, par hasard, la grossesse a atteint son terme, les filles de celles-ci présentent une disposition semblable.

La femme qui a avorté une première fois est-elle, par ce seul fait, plus exposée qu'une autre à de nouveaux accidents du même genre?

Il est difficile de trancher la question d'une façon positive. La réapparition d'un même phénomène pathologique peut dépendre de la persistance de la cause qui a amené le premier. Chez beaucoup de femmes l'avortement se répète avec une régularité désespérante, à la même époque de la grossesse, ou à des époques se rapprochant de plus en plus de son terme ou de son début.

L'examen attentif du produit de conception, et surtout du placenta, donne souvent des renseignements précieux en pareille circonstance. Mais, dans quelques cas, on ne trouve d'autre explication que d'admettre une sorte d'habitude contractée par l'utérus, un excès d'irritabilité, qui s'opposent à son ampliation et provoquent ses contractions.

Des faits du même ordre ont été constatés chez les animaux, en particulier chez la vache. Bouley en cite de nombreux exemples, prouvant que les femelles qui ont avorté une première fois sont prédisposées, par ce fait, à avorter de nouveau, à des dates qui se rapprochent de plus en plus du terme normal de la gestation, et qu'elles ne redeviennent aptes à conduire à bien leurs produits qu'après ces sortes de tentatives infructueuses.

L'influence des climats sur la grossesse dépend, ordinairement, des endémies existant dans tel ou tel pays. Cependant, chez des femmes non acclimatées, la gestation est souvent interrompue prématurement.

Il ressort des renseignements qui nous ont été fournis par des médecins ayant habité l'Algérie longtemps, que les Françaises, surtout celles du nord de la France, lorsqu'elles se fixent dans notre colonie africaine, sont exposées à des métrorrhagies, et à des avortements plus fréquents que dans la mère patrie.

Un travail excessif, joint à une alimentation insuffisante, prédisposent à l'expulsion prématurée du fœtus. Nous voyons, cependant, des femmes de la campagne mener à terme de nombreuses grossesses, malgré des travaux pénibles et très fatiguants. Toutefois, les avortements ne sont pas rares dans ces conditions, mais alors presque toujours amenés par des chutes, ou des efforts violents.

Certaines professions insalubres, principalement celles qui exposent à l'absorption de substances toxiques, peuvent exercer une influence fâcheuse sur la grossesse et le produit de la conception, même dans des cas où les mères ne paraissent pas encore atteintes elles-mêmes.

Parmi les substances toxiques auxquelles sont exposés les ouvriers qui travaillent dans les différentes industries, nous citerons le plomb, le sulfure de carbone, le mercure.

On a également signalé la fréquence des avortements, chez les femmes adonnées à l'ivrognerie. Dans le plus grand nombre des cas de ce genre, il est difficile de faire la part de l'intoxication, et de tant d'autres facteurs, la misère, la débauche, les maladies vénériennes.

Les rapports conjugaux trop fréquents et trop énergiques, les surexcitations génitales exagérées, chez certaines femmes très ardentes, peuvent interrompre le cours de la grossesse. Mais, en général, l'acte sexuel pratiqué modérément, et dans des conditions normales, n'a aucune influence fâcheuse sur la marche et le développement de la gestation.

Nous avons déjà signalé, à propos de la stérilité des prostituées, la fréquence des accidents abortifs chez les sujets de cette catégorie, et la multiplicité de causes que l'on peut invoquer.

La prédisposition la plus générale à l'avortement est la répétition périodique de la congestion menstruelle, qui se fait souvent encore sentir dans les premiers mois de la grossesse. Aussi est-ce aux époques qui correspondraient aux règles, que les fausses couches sont le plus à craindre.

L'expulsion prématurée de l'embryon est souvent amenée par un traumatisme, tel que des coups, des pressions, des violences extérieures portant sur la région occupée par l'utérus. Ou bien par un ébranlement général causé par une chute sur les pieds, sur le siège, par le cahotage d'une voiture ou du chemin de fer, l'exercice du cheval, l'action d'enlever de terre ou de porter un fardeau.

Ces différentes causes occasionnelles agissent, le plus ordinairement, en déterminant un décollement partiel du placenta, ou une hémorragie utéro-placentaire. Mais à côté des cas où un traumatisme ou un ébranlement quelconque entraîne une fausse couche, combien en existe-t-il, où, malgré toutes les tentatives pour la provoquer, la grossesse continue son évolution.

Nous avons vu une femme enceinte se jeter d'un quatrième étage dans la rue, se briser les deux jambes dans sa chute, et la grossesse arriver à son terme.

Une jeune fille, dont la mère voulait dissimuler la faute, était traînée sur le dos, tous les jours, dans un escalier, et descendait ainsi quotidiennement quatre ou cinq étages, tirée par les pieds, et le fœtus n'en arriva pas moins à terme.

Nous devons en conclure, que, dans les conditions ordinaires de santé, la gestation est fortement protégée contre les influences accidentelles les plus diverses.

Ce sont bien plutôt des causes pathologiques, à action lente, provenant du père et de la mère, qui entraînent la mort du fœtus et son expulsion prématurée.

Plusieurs maladies aiguës intercurrentes déterminent, avec plus ou moins de fréquence, l'interruption de la grossesse. Cette interruption est due à des processus divers. Tantôt le fœtus contracte la maladie de la mère, tantôt il succombe par suite des troubles survenus dans la circulation et l'hématose. D'autrefois ces troubles éveillent directement la contractilité utérine, et l'embryon est expulsé vivant ou tout récemment mort.

Parmi les affections aiguës, entraînant l'avortement, nous placerons en première ligne les maladies éruptives, la variole, la scarlatine, la rougeole. La variole surtout acquiert, par le seul fait de la grossesse, une gravité exceptionnelle pour la mère, et ordinairement funeste pour le fœtus.

Diverses diathèses ou maladies générales peuvent causer l'avortement. Nous avons vu, chez une chloro-anémique, trois avortements successifs se produire, sans qu'on put invoquer d'autre cause que la chloro-anémie. Cet état pathologique ayant cédé, à la suite d'un traitement par le fer, le quinquina, et l'hydro-thérapie, cette femme a eu, successivement, deux très beaux enfants à terme.

Fréquemment, on trouve l'explication d'avortements répétés, dans une disposition anatomique, telle que la rétroflexion utérine. Celle-ci amène assez souvent l'interruption de la grossesse vers le troisième mois, et devient une cause de stérilité acquise.

Dans ces conditions, on doit recommander le repos complet aux malades, entre le troisième et le quatrième mois. Par cette seule précaution, on arrive, parfois, à amener la grossesse jusqu'au terme normal, chez des femmes qui ont déjà eu plusieurs fausses couches.

De toutes les maladies constitutionnelles, une de celles qui paraît avoir le plus d'importance relativement à l'interruption de la grossesse, c'est la syphilis.

Celle-ci passe parfois inaperçue, principalement chez les femmes. Certaines malades nient tout antécédent spécifique, en sachant très bien à quoi s'en tenir, et trompent sciemment le médecin. Mais d'autres sont de bonne foi, et croient, véritablement, n'avoir jamais rien présenté de ce genre, contrairement à la réalité. Parfois aussi la syphilis, d'origine paternelle, peut, longtemps après l'apparition des derniers accidents, agir sur le produit de conception, sans que la mère s'en doute, et sans qu'elle ait été contaminée.

Aussi, lorsqu'on a affaire à des avortements répétés, chez le même sujet, doit-on instituer le traitement spécifique, par l'iodure de potassium, soit seul, soit associé au mercure.

Nous avons eu plusieurs fois l'occasion de juger des bons résultats de cette pratique, dans des cas où les lésions histologiques du placenta abortif nous avaient fait songer à la syphilis, et où les grossesses subséquentes ont atteint leur terme, à la suite d'une médication bien dirigée.

On a accusé les préparations mercurielles de propriétés abortives. Le fait est vrai, ainsi que l'a montré M. Lizé (du Mans) pour les ouvrières chapelières qui manient continuellement des produits hydrargyriques. Mais le mercure n'entraîne ces effets funestes que s'il amène une véritable intoxication.

Au contraire, employé à doses thérapeutiques et avec prudence, il diminue considérablement le nombre des avortements, et le chiffre de la mortalité des nouveau-nés chez les syphilitiques. Les recherches statistiques poursuivies dans ce but ne laissent aucun doute à cet égard[1].

L'hémorragie est le premier signe par lequel se manifeste l'avortement, mais l'extravasation sanguine et les contractions utérines peuvent cesser, et la grossesse continuer son cours, malgré des pertes réitérées.

La fausse couche dans le premier mois, dans les six premières semaines de la grossesse, ne diffère pas beaucoup d'une menstruation douloureuse, accompagnée d'une perte de sang plus abondante et mélangée de caillots. L'œuf entier ou divisé et l'embryon sont si petits, qu'ils passent facilement inaperçus au milieu du sang coagulé qui les enveloppe.

La distinction entre l'avortement et des règles abondantes et douloureuses devient souvent très difficile,

1. Georges Étienne. *Contribution à l'étude de l'influence du traitement des mères syphilitiques, surtout pendant la grossesse, sur la santé des nouveau-nés.* Annales de gynécologie, 1892, t. XXXVII, p. 251.

chez les femmes mal réglées et sujettes à de la dysménorrhée.

Dans l'avortement, l'hémorragie précède les douleurs, et celles-ci s'accentuent à mesure que l'écoulement augmente, et que le col, ramolli, s'entr'ouvre. Tandis que dans la dysménorrhée, les phénomènes douloureux cessent ou diminuent lorsque le sang est expulsé, l'orifice utérin reste fermé.

Ces différences sont loin d'être constantes, et souvent l'examen histologique des produits éliminés a redressé une erreur de diagnostic basée seulement sur les signes cliniques.

Dans les premiers mois, si le sujet n'a pas été soumis à des manœuvres abortives, l'œuf est le plus ordinairement expulsé en totalité.

Plus la gestation avance, et plus les phénomènes se rapprochent de ceux qu'on observe dans l'accouchement à terme. Néanmoins, on a dit avec raison : pour l'avortement, l'expulsion du fœtus n'est rien, l'expulsion du placenta est tout. Contrairement à ce qui se passe dans la parturition à neuf mois, où la délivrance ne présente qu'un intérêt bien secondaire.

La rétention anormalement prolongée du placenta dans l'utérus, après l'expulsion de l'embryon, est un phénomène très commun dans l'avortement. Elle s'explique naturellement par la consistance plus grande du tissu utéro-placentaire, par l'absence de transformation du tissu musculaire de l'organe gestateur, d'où ses contractions moins énergiques, et par le peu de volume du produit de conception, qui est entraîné avec le liquide ammiotique avant que le col soit largement dilaté.

L'avortement spontané, qu'il soit le résultat d'une disposition constitutionnelle de la mère, d'une maladie de l'embryon, ou d'une lésion placentaire, est, généralement, un accident de peu de gravité.

A moins de conditions exceptionnelles, il s'accomplit, le plus ordinairement, sans grandes douleurs, et sans fortes hémorragies. La lenteur et la difficulté du décollement et de l'expulsion de l'œuf, ou de ses débris, expose les malades aux dangers de la septicimie, et, plus tard, à la métrite, la salpingite, la pelvi-péritonite.

Lorsqu'une femme enceinte, ou qu'on peut supposer telle, présente les signes qui doivent faire craindre un avortement, deux indications principales se posent, ou empêcher l'expulsion prématurée de se produire, ou, si ce résultat ne peut être obtenu, combattre les accident[s] qui l'accompagnent ou la suivent.

Comme traitement préventif, nous avons le repos dans la position couchée, et l'opium sous ses différentes formse. Le procédé le plus généralement employé consiste à donner à la malade un ou plusieurs lavements additionnés de dix à vingt gouttes de laudanum.

Si, malgré le repos absolu et l'usage des préparations opiacées, la fausse-couche se produit, dans la grande majorité des cas le traitement doit se borner à l'expectative. De fréquentes irrigations vaginales avec de l'eau bouillie, additionnée d'acide borique, ou de sublimé au deux millièmes, seront utilement conseillées.

Le point le plus important, en pareille circonstance,

est de mettre la malade à l'abri des accidents septiques. On ne doit jamais pratiquer le toucher avant d'avoir trempé ses mains, préalablement lavées, dans une solution antiseptique. On évitera l'usage des éponges, ou de tout linge quelconque qui n'aurait pas été stérilisé. L'ouate hydrophile, boriquée ou phéniquée, devra servir pour tous les lavages et pansements.

Dans le cas d'hémorragie abondante, on fera pratiquer des irrigations vaginales avec de l'eau très chaude, 48 à 50 degrés, on fera faire des applications chaudes sur la région lombaire au moyen du sac de Chappmann. Si la perte de sang continue, malgré ce traitement, on recourra au tamponnement du vagin, mais au vrai tamponnement, et non à l'introduction de quelques tampons d'ouate ou de bourdonnets de charpie, comme on le fait trop souvent. Les hémorragies sérieuses sont beaucoup plus rares après l'avortement qu'après l'accouchement à terme.

On est souvent fort embarrassé sur la conduite à suivre, lorsque des débris de l'œuf sont retenus dans la cavité utérine. La difficulté est d'autant plus grande que la famille et l'entourage poussent le médecin à intervenir activement.

Rien ne serait plus nuisible à la malade, que de se laisser aller à cet entraînement. Les manœuvres intempestives et employées avec la main ou avec des instruments sont pleines de danger.

Nous avons vu des placenta abortifs, retenus pendant quinze jours et trois semaines dans l'utérus, être expulsés spontanément au bout de ce temps. Nous conseillons donc d'attendre, en se contentant de recourir aux irrigations antiseptiques fréquemment renouvelées, et à l'administration d'un peu de sulfate de quinine.

Ce n'est que dans des circonstances exceptionnelles, et en présence d'accidents septiques bien accusés, qu'on doit recourir aux injections intra-utérines, à la dilatation et au curettage de l'utérus.

Les suites de l'avortement réclament les mêmes soins et les mêmes précautions que dans l'accouchement à terme. Le repos au lit sera recommandé pendant quinze jours à trois semaines, et la marche ne sera autorisée qu'au bout d'un mois, si aucun accident intercurrent ne s'est montré.

Cette partie du traitement a une très grande importance au point de vue de la stérilité. Grâce à une bonne hygiène et aux précautions voulues, on arrive à empêcher le développement des métrites, salpingites, pelvipéritonites, si souvent consécutives à l'expulsion prématurée du fœtus, passant plus ou moins inaperçue.

Chez une femme ayant eu une ou plusieurs fausses couches, il s'agit de chercher à empêcher la répétition indéfinie de ce même accident.

Pour obtenir ce résultat, dès que les premiers signes de grossesse se manifesteront, on ordonnera à la future mère le repos complet. Suivant les cas, le repos est gardé seulement pendant le temps correspondant à la période menstruelle, tantôt pendant la première moitié de la grossesse, quelquefois pendant toute sa durée.

Dans l'intervalle, il sera utile d'instituer un traitement en rapport avec la cause connue ou présumée de la fausse couche. S'il y a de la métrite ou de la pelvi-péritonite, la guérison des lésions locales est souvent suivie d'une grossesse atteignant son terme normal.

Enfin, nous le répétons, chez toute femme, à quelque classe de la société qu'elle appartienne, qui a présenté des avortements successifs, on doit penser à la syphilis, et instituer un traitement en conséquence.

Nous ne nous sommes occupés ici que de l'avortement spontané, quelle qu'en soit la cause. C'est qu'en effet, l'avortement provoqué, soit par des mains criminelles, soit dans le but très louable de sauver la vie de la mère, ne présente aucun intérêt relativement au sujet que nous traitons ici.

Lorsque l'on a recours à toutes les précautions voulues, et à la plus rigoureuse antisepsie, avant, pendant, et après, l'avortement provoqué n'a aucune influence fâcheuse sur la fécondité ultérieure de la femme, et sur les grossesses subséquentes qui pourraient se produire.

Grossesse extra-utérine.

On désigne sous le nom de *grossesse extra-utérine*, les cas où l'ovule fécondé se développe en dehors de la cavité de l'utérus. La possibilité, pour les spermatozoïdes, de parcourir un assez long trajet, nous est démontrée par les faits de conceptions, malgré l'oblitération du vagin, quand il existe des fistules vésicales ou rectales, et que la fécondation s'est produite par une de ces deux voies. Nous avons rappelé ces cas curieux d'imprégnation, malgré l'ablation de l'utérus, les spermatozoïdes ayant pénétré dans la cavité abdominale à travers un trajet fistuleux.

On a constaté la présence des éléments spermatiques jusque dans la cavité péritonéale et sur l'ovaire. Il est dès lors facile de comprendre toutes les variétés anatomiques de grossesse extra-utérine, qu'on a divisées en *ovarique, abdominale, et tubaire.*

Lorsqu'après la déchirure du follicule, l'ovule n'est pas expulsé, et qu'il est imprégné sur place, on a affaire à la première forme.

S'il a quitté la cavité folliculaire, mais qu'il ne puisse pas pénétrer dans la trompe, il donne lieu à la variété abdominale.

Enfin, lorsque l'ovule fécondé, ayant pénétré dans l'oviducte, est arrêté sur un point quelconque de son parcours, avant d'avoir atteint l'utérus, il y a grossesse tubaire. Cette dernière forme est, de beaucoup, la plus fréquente.

L'entrave à la migration ovulaire peut dépendre de plusieurs causes. Ou bien les courants dus aux cils vibratiles n'existent plus, par disparition de ces éléments, peut-être même par arrêt momentané de leurs mouvements. Ou bien l'orifice tubaire est oblitéré, ou fixé loin de sa situation normale par d'anciennes adhérences.

La variété ovarique est rare, elle a même été niée par quelques auteurs. Son existence, démontrée par les travaux les plus récents sur ce sujet, est généralement admise maintenant (V. Fig. 18).

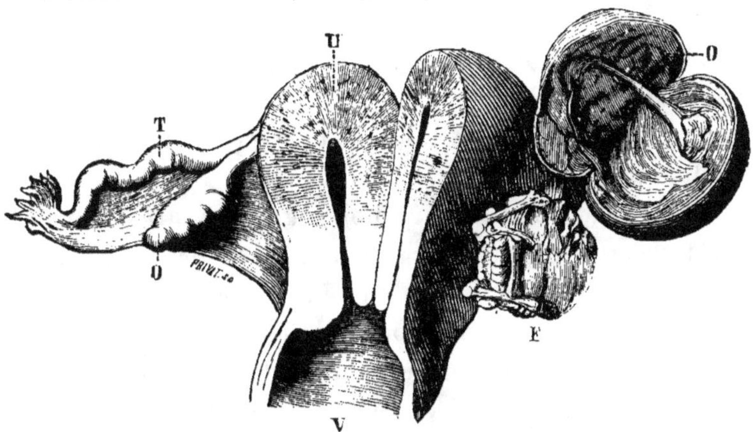

Fig. 18. — Grossesse extra-utérine (variété ovarienne), d'après Cruveilhier.

U. Utérus verticalement divisé.
OO. Ovaires. Le droit, du volume d'un œuf de poule a été ouvert, et constituait une poche remplie par la masse placentaire.
F. Fœtus tenant à l'ovaire par un mince tractus.
T. Trompe gauche.
V. Vagin.

Le développement de l'ovule peut se faire dans le fond du follicule déchiré et resté perméable, ou bien, après la fécondation, la perte de substance se cicatrise, et c'est le follicule lui-même qui se dilate, pour constituer l'enveloppe externe de l'œuf.

Ce processus a été comparé à ce qu'on croyait exister pour certains kystes de l'ovaire. Nous savons, aujourd'hui, que ces tumeurs se développent d'une façon toute différente [1]. Aussi ce mode de formation nous

1. Voyez à ce sujet Malassez et de Sinéty : *Sur la structure, l'origine et le développement des kystes de l'ovaire*. Archives de Physiologie. 1878, 1879, 1880 et 1881.

paraît difficile à admettre, pour la grossesse ovarique, quand le produit de conception atteint des dimensions notables.

Dans la variété abdominale, l'ovule fécondé se fixe sur les points les plus divers. Il est quelquefois libre dans la cavité séreuse, ou accompagné de très faibles adhérences.

Le plus souvent il est immobilisé, et entouré de tous côtés par des néomembranes fibreuses plus ou moins résistantes. Pour un grand nombre de cas de ce genre, la pénétration de l'embryon dans la cavité péritonéale est secondaire, et consécutive à la rupture de la trompe, la variété tubaire étant de beaucoup la plus fréquente, ainsi que nous l'avons déjà dit.

L'empêchement à la migration normale à travers l'oviducte dépend de causes diverses. Tantôt c'est une altération quelconque de la muqueuse qui a perdu sa vibratilité, ou dont l'épaisseur est augmentée. Tantôt c'est un obstacle encore plus mécanique, tel qu'une bride ou un polype.

Quelle que soit cette cause, sous l'influence de l'irritation due à la présence de l'embryon, la muqueuse de la trompe s'hypertrophie, et ses éléments constitutifs augmentent de volume, comme ceux de l'utérus sous l'influence de la gestation normale. Les différences signalées, dans ces conditions, entre les muqueuses utérines et tubaires, sont en rapport avec la dissemblance qu'elles présentent, également, à l'état de vacuité.

A mesure que l'œuf grossit, la trompe se dilate, ses

faisceaux s'écartent les uns des autres, et forment des éraillures à travers lesquelles le sac fœtal vient faire saillie. La rupture du kyste a lieu, le plus souvent, avant le troisième mois, ordinairement dans les huit ou dix premières semaines. Les cas dans lesquels la durée d'une grossesse tubaire avait atteint quatre et cinq mois sont assez exceptionnels.

On l'a vue, cependant, se prolonger jusqu'au terme normal.

L'utérus présente aussi des modifications. Son volume augmente, et sa muqueuse s'épaissit à son tour, et forme une caduque, dont l'expulsion a été fréquemment constatée. Ces modifications de la muqueuse paraissent suivre la même marche que l'hypertrophie générale de l'utérus, et se développer plus lentement dans la grossesse abdominale que dans la variété tubaire, ainsi que nous l'avons constaté nous-même [1].

L'ovaire situé du même côté que l'embryon contient, généralement, un gros corps jaune, en rapport avec la durée de la gestation.

Dans quelques cas, on observe le follicule déchiré sur la glande du côté opposé. Il paraît probable que, dans ces conditions, l'ovule a été entraîné par les courants péritonéaux, dus aux cils vibratiles, ou que les spermatozoïdes, ayant pénétré par une trompe, ont cheminé jusqu'à la surface de l'autre ovaire, où se trouvait une vésicule de Graaf prête à se rompre.

1. Voy. *Examen histologique des organes génitaux dans un cas de grossesse extra-utérine*. Mémoires de la Société de biologie et Gazette médicale, 1877.

On a voulu se baser sur des faits de ce genre, pour soutenir que l'ovulation se continue pendant la gestation, et que le corps jaune trouvé dans ces circonstances ne résultait pas du follicule ayant fourni l'ovule fécondé, mais d'une rupture folliculaire ayant eu lieu malgré la grossesse.

Sans vouloir nier la possibilité de l'émission d'un ovule dans le cours de la gestation, nous devons ajouter qu'aucun fait observé par nous, dans les nombreux examens que nous avons pratiqués autrefois, n'a été en faveur de cette supposition.

Les inflammations du péritoine jouent le rôle principal, dans l'étiologie des grossesses extra-utérines, soit en amenant la disparition de l'épithélium vibratile, soit par la production des adhérences.

La rareté relative de ces gestations anormales aurait droit de nous surprendre, surtout si on la compare à la fréquence des inflammations pelviennes.

Il est probable qu'un grand nombre d'ovules, même fécondés, ne trouvant pas des conditions favorables à leur développement, se détruisent sans avoir donné lieu à aucune manifestation pathologique.

L'existence de périmétrites ou de salpingites anciennes nous explique pourquoi la grossesse extra-utérine est infiniment plus fréquente chez les multipares, quoiqu'on l'observe également chez les nullipares.

Dans beaucoup d'observations de grossesses extra-utérines, on a signalé une émotion vive au moment de la conception. On pourrait peut-être rapprocher ces faits de l'existence des courants péritonéaux dus à l'épithélium vibratile, quoique la vibratilité se produise en dehors de l'influense du système nerveux. Mais la physiologie de ces sortes d'éléments est loin d'être achevée, et cette idée, que nous donnons comme une simple vue de l'esprit, ne nous paraît pas inadmissible. En tout cas, avant de sortir du rang des hypothèses, elle demanderait à être confirmée par de nouveaux faits.

La grossesse tubaire ne se manifeste souvent par aucun symptôme, jusqu'au moment de la rupture du kyste fœtal. A peine les malades accusent-elles quelques légers troubles, coliques, vomissements alimentaires, comme au début de la gestation normale. Tout à coup, apparaissent les signes graves d'une hémorragie interne, ou d'une péritonite suraiguë rapidement mortelle. Quelquefois, même, la terminaison funeste, se produisant après le repas, est tellement prompte, qu'on a cru, au premier abord, à un crime, à un empoisonnement, et l'autopsie venait démontrer que la mort était la conséquence de la rupture d'un kyste fœtal. Nous avons observé un cas de ce genre, où l'accident s'était produit en pleine santé apparente, très peu de temps après le repas.

Des faits analogues, dont plusieurs ont été consignés dans les annales de la science, présentent un grand intérêt au point de vue de la médecine légale.

D'autres fois, il se produit des hémorragies successives, et la déchirure des parois de la poche ne se fait que progressivement, donnant ainsi lieu à des poussées réitérées de pelvi-péritonite.

L'état de la menstruation varie selon les sujets. Le plus souvent les règles sont supprimées, d'autres fois elles persistent pendant les premiers mois, ou sont remplacés par un écoulement séro-sanguin peu abondant mais presque continu. Enfin, des métrorrhagies, ne présentant aucun des caractères menstruels, se rencontrent également. Celles-ci ont surtout été notées pour des grossesses tubaires.

La plupart des malades ainsi atteintes présentent une anémie profonde, même en l'absence de métrorrhagies. Cette anémie peut dépendre de petites hémorragies internes, passant inaperçues, et dont le sang serait résorbé.

Quand l'épanchement dans la péritoine ne se fait pas en très grande abondance, et que la femme résiste aux premiers accidents, on assiste à la formation d'une hématocèle.

A la suite de ces troubles secondaires, les malades peuvent encore guérir. Ou bien elles succombent à d'autres complications, telles que l'urémie ou l'embolie pulmonaire.

La grossesse extra-utérine abdominale atteint, plus souvent que la forme tubaire, les dernières phases, de son évolution. La rupture des parois kystiques se produit rarement dans cette variété. Les symptômes morbides sont assez accusés. On observe de la fièvre, des douleurs violentes dues aux poussées de péritonite. L'intensité des souffrances peut atteindre un degré tel, que les patientes meurent d'épuisement.

Si l'enfant arrive à son développement complet, à

époque où l'accouchement devrait avoir lieu, la femme est prise de douleurs. Celles-ci durent trois ou quatre jours, pour disparaître et se montrer de nouveau sans aboutir à aucun résultat. En même temps, on observe, fréquemment, l'expulsion par l'utérus d'une sorte de caduque. Dans les quelques jours qui suivent ces manifestations, les seins se gonflent et sécrètent du lait en plus ou moins grande abondance.

A partir du moment où le fœtus a cessé de vivre, les accidents revêtent une forme nouvelle. Ou une péritonite généralisée enlève rapidement la malade, ou l'inflammation de la séreuse se localise, se restreint, et amène l'élimination des débris de l'embryon.

La perforation se produit, le plus ordinairement, du côté du rectum ou des parois abdominales, moins fréquemment dans le vagin ou la vessie.

La terminaison, dans ces conditions, est souvent favorable, quoique l'élimination puisse se faire avec une grande lenteur, et lambeau par lambeau, pendant plusieurs années. Des fistules persistantes en sont également la conséquence. D'autres fois les malades succombent par hecticité, par infection purulente ou putride.

Lorsque l'irritation de la séreuse a été peu accusée, le liquide amniotique se résorbe, le sac s'affaisse, et le fœtus subit des transformations diverses. Tantôt il se conserve longtemps, sans altération très accusée de ses tissus, ou bien, ceux-ci subissent, en totalité ou partiellement, diverses métamorphoses, dégénérescence graisseuse, calcification. Ces embryons calcifiés, désignés sous le nom de *lithopædion*, sont souvent conservés longtemps dans la cavité abdominale, sans inconvénient pour l'organsime. Cruveilhier, dans son atlas d'anatomie pathologique, en a publié un cas datant de 47 ans.

Chez d'autres sujets, malgré une période prolongée de calme et une guérison apparente, de nouveaux accidents se manifestent, la suppuration se produit, et entraine une péritonite mortelle.

Après la rupture du kyste fœtal, la douleur provoquée par la palpation, même la plus superficielle, est tellement intense, que toute exploration est impossible sans le secours des anesthésiques.

Avant cette époque, les femmes se croient simplement enceintes de quelques mois. Elles accusent une douleur abdominale siégeant dans l'hypogastre et dans les flancs. Le début de ces phénomènes douloureux coïncide, fréquemment, avec les premières phases de la gestation anormale.

Si on pratique le toucher, on trouve l'utérus légèrement augmenté de volume, et, dans son voisinage, une tumeur élastique, douloureuse à la pression, dans laquelle on constate la présence de parties dures, mobiles et comme flottant dans un liquide.

La grossesse abdominale, se prolongeant plus longtemps que la variété tubaire, permet, davantage, la manifestation des divers signes généraux qui accompagnent la gestation. La suppression de la menstruation, la pigmentation des seins et de la ligne blanche, la sécrétion du colostrum sont des signes de probabilité mais non de certitude.

La grossesse ovarique, par sa marche et sa symptomatologie, se rapproche de la forme abdominale. Tantôt le kyste fœtal se rompt dans les premières périodes, tantôt il se développe jusqu'au neuvième mois.

Lorsque l'ovule fécondé s'est greffé vers l'extrémité utérine de l'oviducte, *grossesse interstitielle*, la rupture des parois s'observe souvent, avant le troisième mois, comme quand il siège plus haut.

Dans d'autres cas la dilatation graduelle permet à l'embryon de pénétrer dans la cavité utérine, et d'être expulsé par les voies naturelles.

La grossesse extra-utérine crée une situation grave pour la mère et surtout pour l'enfant. Quand la femme guérit, la stérilité ultérieure résulte, le plus ordinairement, des lésions inflammatoires dont le péritoine a été le siège. Cependant, malgré l'existence d'une grossesse extra-utérine ancienne, une nouvelle conception peut avoir lieu, et aboutir à la naissance d'un enfant à terme. On a vu, chez certains sujets, le second fœtus se développer normalement et venir au monde vivant, pendant que les débris du premier étaient encore expulsés par le rectum.

Le pronostic de la gestation en dehors de la cavité utérine est bien moins grave, à l'heure actuelle, qu'il ne l'était il y a peu d'années encore. Les progrès de la chirurgie abdominale ont permis de sauver la vie, non seulement de la mère, mais aussi du produit de conception. D'après la statistique des cas les plus récents réunis par Pozzi, nous trouvons, sur 15 opérations,

9 femmes vivantes, et 11 enfants viables et ayant vécu au moins plusieurs jours.

On considérait autrefois les produits d'une grossesse ectopique, comme presque fatalement voués à la mort, par des difformités ou une faiblesse congénitale. Il est loin d'en être toujours ainsi.

En outre, aujourd'hui, avec le gavage et l'emploi des couveuses, on fait vivre des enfants qui seraient certainement morts sans le secours de ces nouveaux moyens.

Nous ne nous occuperons pas ici du traitement de la grossesse extra-utérine en général, et des divers procédés opératoires qui doivent être appliqués, selon la période de l'évolution, selon que le fœtus est mort ou vivant.

Pour nous, au point de vue où nous nous plaçons ici, relativement à la reproduction, il n'y a qu'un mode d'intervention qui puisse donner le résultat cherché, la conservation de la vie de l'enfant, c'est la *laparotomie*. Il est préférable de ne pas attendre pour opérer que les phénomènes du faux travail se produisent. A ce moment, le fœtus succombe très rapidement. Aussi devra-t-on intervenir, le plus souvent, entre huit mois et huit mois et demi, avec l'espoir très logique de sauver deux existences.

Résumé général du traitement de la stérilité.

Le plus fréquemment, ce sont des femmes légitimement mariées qui recherchent les joies de la maternité.

Quelquefois, cependant, des femmes dans une situation irrégulière désirent la venue d'un enfant, soit pour fixer un amant dont elles craignent l'abandon, soit dans un but d'intérêt pécuniaire, soit aussi pour le plaisir d'être mère, mais ceci plus rarement.

Dans la grande majorité des cas, le médecin a affaire à deux époux régulièrement unis.

Lorsqu'on est consulté par un ménage stérile, il faut, préalablement examiner les deux conjoints, et rechercher s'ils ne présentent pas, l'un ou l'autre, quelque obstacle relatif, s'opposant à la fécondation. Parfois, la situation ou la conformation des organes nous donnent d'utiles indications.

C'est ainsi, que, selon les cas, le coït, pratiqué dans telle ou telle position, aura plus ou moins de chances de faciliter la pénétration des spermatozoïdes dans la cavité utérine, et, par conséquent, d'amener l'imprégnation.

Avant d'instituer un traitement quelconque de l'infécondité de la femme, il faut s'assurer de la valeur prolifique du mari. Ce n'est pas toujours facile à obtenir. Nous avons bien plus souvent rencontré des résistances, à ce sujet, de la part de l'époux, que du côté de la femme pour toute exploration la concernant.

L'examen du liquide spermatique doit être fait le plus tôt possible après son émission. Au bout de dix à douze heures en moyenne, les constatations sont encore parfaitement suffisantes.

Nous avons exposé, au commencement de ce livre, les caractères physiologiques et histologiques du sperme normal. Nous devons dire quelques mots, maintenant, de sa pathologie.

La cause la plus fréquente de l'azoospermie, ou absence de spermatozoïdes, est l'épididymite blennorrhagique. Même lorsque les lésions n'existent que d'un côté, il y a quelquefois diminution considérable des fonctions spermatiques du côté opposé. On a cité des cas de ce genre, où les lésions étaient unilatérales, et où il y avait à peine un ou deux spermatozoïdes visibles dans le champ du microscope, soit pour des cas récents datant de quelques semaines, soit pour d'autres remontant à cinq ou six ans.

On a cherché à provoquer, expérimentalement, l'oblitération, par la ligature des canaux déférents. Dans ces conditions, la sécrétion spermatique continue dans les premiers temps, mais à la longue elle disparaît. L'expérimentation est venue, par conséquent, confirmer les observations cliniques.

Le sperme peut avoir alors, à l'œil nu, le même aspect, la même odeur, qu'à l'état normal. La quantité de liquide émis à chaque rapprochement sexuel n'est pas diminuée. Aussi, rien n'attire l'attention du malade, ni du médecin non prévenu de la fréquence relative de ces cas.

Quand l'inflammation est de courte durée, la fonction reproductive, quoique interrompue pendant quelque temps, reprend parfois toute son énergie.

Ainsi que nous l'avons dit, le sperme, à l'état physiologique, est un liquide légèrement opalin, blanchâtre, à peu près transparent, doué d'une odeur spéciale. Il représente un produit complexe, provenant, non seulement des testicules, mais encore du canal déférent, des vésicules séminales et de la prostate.

L'examen microscopique nous montre, comme éléments dominants, les spermatozoïdes, au milieu desquels on observe de rares cellules épithéliales pavimenteuses, quelques globules blancs, et quelques granulations. Par le refroidissement, il se dépose des cristaux de phosphate de chaux.

On a dit souvent que l'examen histologique permettait, immédiatement, de savoir si le liquide avait ou non des propriétés fécondantes. S'il n'existait pas de spermatozoïdes, on tranchait la question négativement, affirmativement dans le cas contraire.

Cependant, plusieurs observateurs ont vu les éléments spermatiques subir des modifications dans leur forme, sous l'influence de telle ou telle maladie du sujet qui les sécrète. Ils deviennent granuleux, leur tête est plus petite, ou leur queue plus courte, ou bien leur nombre est diminué, et on voit, avec eux, un excès de cellules épithéliales, ou de globules de pus, et des corps granuleux.

Enfin, dans quelques circonstances, quoique le microscope, armé des meilleurs objectifs qu'on puisse se procurer aujourd'hui, ne nous montre aucune modification appréciable dans la forme des spermatozoïdes, ceux-ci étant aussi nombreux qu'à l'ordinaire, le liquide peut encore être improductif.

On sait, qu'à l'état normal, les spermatozoïdes sont animés de mouvements très actifs, qu'ils conservent pendant deux et trois jours, s'ils sont maintenus dans des conditions favorables de température et de milieu.

Dans quelques ménages inféconds, où rien, chez la femme, ne pouvait expliquer cette stérilité, nous avons pu constater, en examinant le sperme peu de temps après son émission, que les spermatozoïdes, quoique nombreux et bien conformés, étaient, pour la plupart, immobiles, et que ceux qui possédaient quelques mouvements ne tardaient pas à les perdre. Ces faits ne sont pas encore assez nombreux pour permettre d'être absolument affirmatifs sur leur interprétation.

Jusqu'à présent, on s'est surtout préoccupé du nombre et de la forme des éléments, sans tenir compte de leur vitalité et de leur degré d'activité.

Or, comme c'est principalement, grâce à leurs mouvements propres, qu'ils cheminent jusqu'à l'ovule pour le féconder, si ces mouvements font défaut ou sont insuffisants, leur progression, leur contact avec l'œuf, et, par conséquent, l'imprégnation deviennent irréalisables.

D'où la conclusion pratique, si l'on veut juger des qualités fécondantes d'un liquide spermatique, d'en faire l'examen microscopique le moins longtemps possible après son émission.

Des faits du genre de ceux que nous venons de citer ont été observés chez certains animaux dont le sperme paraissait normal, et qui n'ont cependant jamais pu reproduire.

En parlant des hermaphrodites, nous avons vu que la plupart des sujets désignés sous ce nom étaient des hypospades, présentant des arrêts de développement des organes génitaux externes.

Chez la grande majorité des individus atteints d'hypospadias, on ne rencontre aucune autre malformation apparente que l'ouverture de l'urèthre sur un point anormal. Cependant, chez plusieurs hommes, jeunes, bien portants, vigoureux, et même très portés aux plaisirs de l'amour, nous avons vu coïncider l'azoospermie ou absence de spermatozoïdes, avec une ouverture de l'urèthre anormalement située. Chez deux de ces sujets, les testicules étaient régulièrement placés, de dimensions ordinaires, et ne présentaient aucune altération appréciable cliniquement, pas plus que les épididymes.

Nous avons voulu rapporter les résultats de ces quelques observations personnelles, pour attirer, sur ce point, l'attention de ceux qui nous suivront dans cette voie.

Nous n'avons pas pu réunir un nombre de faits assez considérable pour en tirer des conclusions générales. Mais nous pouvons dire, dès à présent, que chez les hypospades, sans aucune autre lésion apparente, on constate, parfois, l'absence d'éléments spermatiques dans la sécrétion testiculaire. Des recherches ultérieures pourront établir dans quelle proportion on rencontre, associés, ces deux phénomènes pathologiques, hypospadias et azoospermie.

On doit toujours avoir à sa disposition de petits tubes en verre, que l'on remettra à l'intéressé, pour obtenir le sperme à examiner. Il faut, pour cet examen, une toute petite quantité de liquide. Les quelques gouttes qui restent dans le canal, et qu'on obtient par la pression, après un coït régulier, suffisent le plus ordinairement.

Nous n'avons pas besoin de faire ressortir l'importance pratique de tous ces détails, un peu minutieux en apparence.

Lorsque l'examen du sperme a démontré l'infécondité, même certaine, du mari, on doit être très prudent dans les communications qu'on adresse aux époux, aussi bien au mari qu'à la femme. En étant trop affirmatif, on s'exposerait à de nombreux mécomptes ultérieurs.

Nous avons vu, ainsi, un certain nombre de ménages, où le mari jouissait des joies d'une paternité qu'il supposait sienne, tandis que la nature l'avait mis dans l'impossibilité de l'obtenir. N'aurait-il pas été cruel et inhumain d'enlever ses illusions à cet époux, et de détruire une joie familiale, qui existait, puisqu'il y croyait.

Sans compter, qu'en pareille circonstance, bien des femmes arriveraient à persuader à leur mari que leur vertu n'a jamais failli, et que le dire du médecin n'est que le résultat de son ignorance. Nous le répétons donc, surtout pour ceux de nos jeunes confrères qui n'ont pas encore une grande expérience des femmes et de la vie, on ne saurait être trop circonspect dans ses paroles, en pareille circonstance.

Si les fonctions de nutrition s'exécutent imparfaitement, on doit chercher à les améliorer par un traite-

ment convenable, et surtout par un régime alimen-
taire approprié, moyen bien préférable, dans la
plupart des troubles digestifs, à l'ingestion de nombreux médicaments. Il n'est pas rare d'obtenir une
fécondation longtemps attendue, dès que cessent les
accidents dyspeptiques.

Nous ne parlerons pas du traitement de la frigidité
chez l'homme, qui rentre dans l'étude de l'impuissance.

Chez la femme, nous avons vu l'éveil des appétits
sexuels coïncider, parfois, avec la fécondation, après
une stérilité plus ou moins longue.

Outre les moyens dépendant de l'imagination, variables avec chaque sujet, si bien que, chez le même
individu, l'orgasme vénérien est impossible avec l'un
et facile avec un autre, il est certains agents qu'on
doit faire intervenir dans ces cas. Principalement les
divers excitants généraux et locaux.

Comme excitants généraux, nous avons, l'exercice
en plein air, l'équitation, la gymnastique, les frictions
alcooliques, l'hydrothérapie. Comme excitants locaux,
les fumigations chaudes et les applications d'électricité.

Nous avons déjà fait allusion à l'influence du printemps sur les appétits génésiques. L'action des différentes saisons sur le nombre des naissances nous
montre que les mois du printemps, surtout le mois de
mai, sont plus favorables à la fécondation. Aussi doit-
on conseiller, de préférence, les rapports sexuels vers
cette époque de l'année, dans les premiers jours qui
suivent les règles. La physiologie comparée doit nous
servir ici de guide.

Nous savons que chez la plupart des animaux domestiques, c'est à la fin de la période du rut, que l'imprégnation a le plus de chance de se produire. Il est très probable qu'il en est de même chez la femme. Quoique, chez celle-ci, ainsi que nous l'avons dit précédemment, la fécondation soit possible, au moins chez certains sujets, à n'importe quel moment du mois ou de l'année.

On recommandera au mari un repos sexuel préalable. Chez quelques hommes, les spermatozoïdes n'apparaissent que dans ces conditions. Il faut, également, prémunir les époux, contre l'idée erronée, que des rapprochements fréquents auraient plus de chance d'obtenir la fécondation. Il est préférable, au contraire, de mettre un certain temps, deux ou trois jours par exemple, entre chaque rapport.

Nous avons vu, à propos de l'avortement, que des mâles, dont les premières saillies réussissaient très bien, ne donnaient plus que des produits abortifs, à la suite de saillies trop répétées.

De nombreux exemples ont été cités, dans l'espèce humaine, à l'appui de cette opinion, que les excès de coït diminuent ou font disparaître, chez l'homme, la faculté reproductrice, pendant un temps plus ou moins long.

Dans les cas qu'on pourrait appeler de *fécondité insuffisante*, c'est-à-dire chez les femmes qui, ayant eu un premier enfant, en désirent vivement un second, il est utile de s'enquérir du mois de la naissance du premier produit, en déduire le moment où la conception a eu lieu, et conseiller alors le coït, de préférence à cette époque.

A propos de chaque état pathologique pouvant amener la stérilité, nous avons indiqué les moyens dont nous disposons pour ramener la fécondité.

Nous avons fait allusion, très superficiellement, à l'emploi des cures thermales, dans certaines circonstances déterminées. Nous devons revenir, avec un peu plus de détails, sur cette question des eaux minérales, considérées au point de vue qui nous occupe ici. C'est surtout par leur action générale sur l'organisme et sur divers états diathésiques, que les eaux thermales pourront faciliter la procréation. Si la malade est herpétique, on l'enverra aux eaux arsenicales, si elle est arthritique aux eaux alcalines, si elle est lymphatique et sous l'influence de la scrofule, aux sources sulfureuses, ou bromo-iodurées.

Les eaux thermales sont souvent utiles pour faire disparaître les derniers vestiges des affections utérines, quand les ulcérations sont guéries, que l'utérus est diminué de volume, mais qu'il subsiste encore des douleurs.

Le traitement thermo-minéral doit toujours être dirigé avec une grande prudence. Il faut éviter les douches utérines ou vaginales à forte pression, et préférer les douches générales aux douches locales. Des irrigations, ou l'introduction d'un spéculum dans le vagin pendant la durée du bain, permettent à l'eau d'arriver jusqu'au museau de tanche, et n'ont pas les inconvénients d'un jet violent projeté sur la région

cervicale. Dans les inflammations anciennes peu douloureuses, beaucoup de stations thermales pourront
être recommandées.

Les sulfurées calciques, Enghien, Allevard ; ou les
sulfurées sodiques, Saint-Sauveur, les Eaux chaudes,
Cauterets, Luchon, Aix, Challes ; les sulfureuses et
chlorurées sodiques mixtes, comme Uriage ; ou chlorurées sodiques et bromo-iodurées, Kreuznach, Kis-
singen, Nauheim, Salies de Béarn, Salins, Bourbonne,
Bourbon-l'Archambault, Gréouxls ; les bicarbonatées
sodiques, Vichy, Cusset, Vals ; les eaux dites indéterminées ou faibles, Néris, Luxeuil, Aix (en Provence),
Lamalou, Dax, Teplitz, Gastein, Evian, Bagnères-de-
Bigorre, Bagnols (Orne). Nous avons encore les eaux
bicarbonatées sodiques et chlorurées sodiques mixtes,
comme Ems, Royat ; et arsenicales, la Bourboule, le
Mont Dore.

Chez les malades très excitables et présentant un
certain degré d'hysthéricisme, on ne saurait être trop
circonspect dans l'administration des eaux. Les sulfureuses sont souvent trop actives dans ces cas. En général, il vaut mieux conseiller aux femmes très nerveuses, les eaux faibles ou indéterminées.

Dans certaines formes d'affections génitales, qu'on a
désignés sous le nom de torpides, c'est-à-dire, où malgré un catarrhe abondant et un utérus très augmenté
de volume, les souffrances sont peu intenses, on peut
avoir recours aux sources sulfureuses, ou aux chlorurées et bicarbonatées sodiques, surtout si les phénomènes dyspeptiques dominent. Dans ces derniers cas,

quand les malades ne peuvent pas se déplacer, ou dans l'intervalle de deux cures, on conseillerait les eaux d'Evian, de Saint-Galmier, Condillac, Bussang, Orezza, Allet, à prendre aux repas, coupées avec du vin ou pures, car certains dyspeptiques ne peuvent pas supporter le vin. Le lait pur, ou additionné d'un tiers d'eau de Vichy, pris comme boisson en mangeant, sera d'une grande utilité, chez un grand nombre de malades présentant des troubles digestifs. Nous avons dit que, fréquemment, la guérison des accidents gastriques était suivie de conception, même après une stérilité prolongée.

Certaines complications présentent des indications spéciales : Vichy dans la lithiase biliaire, Contrexeville ou Vitel dans la gravelle.

Les chlorotiques ou chloro-anémiques se trouvent bien de l'usage des sources qui contiennent du fer : Spa, Forges, Passy, Auteuil, la galerie du Sud à Luchon.

Ne voulant pas nous étendre davantage sur le chapitre du traitement thermal de la stérilité, nous laissons nécessairement de côté un grand nombre de stations balnéaires, auxquelles on pourrait également s'adresser. Nous nous sommes contenté de signaler les principales.

D'une façon générale, c'est, surtout, dans le groupe des eaux dites indéterminées ou faibles, qu'on trouvera les indications les plus nombreuses pour la thérapeuthique des maladies des femmes.

Malgré les innombrables écrits publiés chaque année sur les eaux minérales, cette question n'en reste pas moins, jusqu'à présent, une des plus obscures de l'art de guérir.

Pour terminer ce qui est relatif au traitement de la stérilité, nous devons dire quelques mots de la *fécondation artificielle*.

Appliquée à l'homme et aux animaux supérieurs, cette opération consiste à introduire directement, au moyen d'une petite seringue ou d'un instrument quelconque, le liquide spermatique dans la cavité utérine, afin de faciliter la rencontre du spermatozoïde et de l'ovule.

C'est d'abord sur les poissons, vers la fin du siècle dernier, que les expériences de fécondation artificielle furent tentées avec succès. Le premier document bien connu sur ce point est celui que l'on doit à Jacobi (1764-1766).

Mais ce fut Spallanzani qui démontra, scientifiquement, que les œufs et le sperme réunis hors des parents donnent lieu au développement de l'embryon, absolument comme à la suite des rapprochements sexuels.

Après avoir expérimenté sur les poissons, les batraciens, les vers à soie, Spallanzani voulut aussi obtenir le même résultat sur les animaux supérieurs (1770).

Nous citerons textuellement le récit que fait Spallanzani de cette expérience célèbre, pour montrer avec quel soin et quelles précautions elle avait été conduite. « La chienne que je choisis était de la race des barbets, d'une grandeur moyenne, elle avait mis bas d'autres fois, et je soupçonnais qu'elle ne tarderait pas d'entrer en folie; dès lors je l'enfermai dans une chambre, où elle fut obligée de rester longtemps, et pour être sûr des événements, je lui donnais moi-même à manger et à boire : je tins seul la clef de la porte qui l'enfermait. Au bout du treizième jour de clôture, la chienne donna des signes évidents qu'elle était en chaleur, ce qui paraissait par le gonflement des parties extérieures de la génération, et par un écoulement de sang qui en sortait; au vingt-troisième jour, elle paraissait désirer ardemment l'accouplement : ce fut alors que je tentai la fécondation artificielle de cette manière. J'avais alors un jeune chien de la même espèce : il me fournit, par une émission spontanée, dix-neuf grains de liqueur séminale, que j'injectai sans délai dans la matrice de la chienne, avec une petite seringue fort pointue, introduite dans l'utérus ; et, comme la chaleur naturelle de la liqueur séminale peut être une condition nécessaire au succès de la fécondation, j'eus la précaution de donner à la seringue la chaleur de la liqueur séminale du chien, qui est environ de 30 degrés du thermomètre de Réaumur.

» Deux jours après cette injection, la chienne cessa d'être en chaleur, et au bout de vingt jours, le ventre parut gonflé ; aussi au vingt-sixième jour, je lui rendis la liberté. Le ventre grossissait toujours, et soixante-deux jours après l'injection de la liqueur séminale, la chienne mit bas trois petits fort vivaces, deux mâles et une femelle, qui par leur forme et leurs couleurs, ressemblaient non-seulement à la mère, mais aussi au mâle qui m'avait fourni la liqueur séminale. Le succès de cette expérience me fit un plaisir que je n'ai jamais éprouvé dans aucune de mes recherches philosophiques [1]. »

Peu d'années après (1782) Rossi, professeur à Pise, réussit également sur une chienne, qui mit bas soixante deux jours après l'injection de sperme.

Depuis cette époque, des expériences du même genre ont été tentées plusieurs fois avec succès.

Forts des résultats favorables obtenus chez la chienne, des médecins ont voulu tenter la même opération chez la femme, dans certains cas de stérilité.

Il est évident, qu'au point de vue physiologique, la fécondation artificielle est tout aussi possible chez la femme que chez la chienne. Mais, ici, nous nous heurtons à des difficultés sociales qui empêchent de fournir une démonstration scientifique, une certitude.

Néanmoins nous sommes convaincu que la fécondation artificielle, chez la femme, a donné des résultats positifs.

Nous ne reproduirons pas ici les nombreuses discussions auxquelles cette question a donné lieu. La plupart des gynécologistes s'accordent à considérer la fécondation artificielle comme une opération acceptable, même pour l'homme le plus consciencieux.

En effet, au point de vue physiologique et social, le but du mariage est la reproduction. Si quelque anomalie

---

1. *Expériences pour servir à l'histoire de la génération des animaux et des plantes*, par M. l'Abbé Spallanzani, etc. Genève, 1785, p. 225.

s'oppose à l'imprégnation, il n'y a rien de répréhensible
dans l'intervention du médecin, qui amène ce dernier
résultat, en introduisant, au moyen d'un instrument,
le liquide séminal dans le col utérin. Ce fait n'a rien de
plus immoral que nombre d'opérations pratiquées dans
le même but, telle, que la dilatation du col, la formation ou la réparation chirurgicales de la vulve ou du
vagin.

La question a été de nouveau soulevée et discutée,
dans ces dernières années, à la Société de médecine
légale, qui a conclu que la fécondation artificielle ne
porte aucune atteinte à la morale, et que loin de créer
un danger social, elle concourt, au contraire, à l'exten-
sion de la famille [1].

Est-ce à dire qu'on doive y recourir fréquemment, et
chez un grand nombre de sujets ? Loin de nous cette
pensée. Nous ne saurions trop nous élever contre l'opinion de ceux qui ont proposé la fécondation artificielle
comme une panacée, et comme un traitement banal
à opposer à tous les cas de stérilité.

Mais, tout en blâmant l'abus qu'on pourrait en faire,
nous considérons cette intervention comme absolument logique, dans des conditions déterminées, où le
médecin a le droit, nous dirons même le devoir d'y
recourir, si les époux le désirent.

Il est, au contraire, des circonstances, dans lesquelles,
malgré l'espoir de la réussite, cette opération ne saurait être tentée par un homme scrupuleux. C'est là un
chapitre de déontologie médicale que nous ne pouvons

1. Société de médecine légale, séance du 10 décembre 1883.

qu'indiquer, le laissant à l'appréciation de chacun.

En un mot, nous considérons la fécondation artificielle comme un moyen d'exception, auquel on ne doit s'adresser que lorsque tous les autres procédés thérapeutiques ont échoué, comme *l'ultima ratio* du traitement de la stérilité chez la femme.

Nous ne ferons pas l'historique des procédés préconisés par les différents auteurs qui se sont occupés de la question. Nous nous contenterons d'exposer celui dont nous avons fait usage en pareille circonstance.

Le premier soin préalable et indispensable, doit être de s'assurer, au moyen du microscope, que le liquide spermatique du mari présente toutes les conditions, en apparence, normales.

Il faut, en outre, en ce qui concerne la femme, constater l'état de mobilité de l'utérus et l'intégrité des trompes et des annexes utérins. Ensuite, tâter la sensibilité de l'organe par quelques cathétérismes, pratiqués de préférence avec une sonde flexible.

Il ne s'agit plus alors que de se procurer du liquide fécondant du mari, qu'il ait été émis hors de la vulve, ou dans le canal vaginal.

On a prétendu qu'il est illogique d'employer du sperme qui aurait séjourné dans le vagin, à cause de l'action délétère des liquides vaginaux sur les spermatozoïdes. Nous croyons cette crainte exagérée, car nous avons vu ces éléments conserver des mouvements très actifs, malgré un séjour de plusieurs heures dans le conduit vaginal.

Néanmoins, pour plus de précaution, on peut conseiller à la femme de faire une irrigation préalable avec une eau alcaline, ou de prendre un bain alcalin un peu prolongé, avec introduction d'un petit spéculum grillagé pendant la durée du bain.

Pour pratiquer l'opération, la femme est placée sur le bord de son lit, les pieds appuyés sur les genoux de l'opérateur, et le col mis à découvert au moyen du spéculum de Cusco, le plus facile à manier.

Dans le cas, le plus ordinaire, où le rapprochement sexuel a lieu dans les conditions naturelles, le spéculum, en râclant les parois vaginales, rassemble le liquide mâle. On en aspire quelques gouttes avec une seringue en verre à injections utérines, munie d'une canule en caoutchouc, et convenablement chauffée.

La canule est introduite dans le col, au moyen de pinces à pansement, et poussée jusqu'au fond de l'utérus, pour être sûr de dépasser l'orifice interne. On presse alors sur le piston de la seringue, et on injecte deux ou trois gouttes du liquide, en retirant légèrement l'instrument, qu'on laisse en place encore pendant cinq à six minutes.

Chez certains sujets, au moment où la canule est retirée, le sperme est expulsé brusquement par les contractions de l'utérus. Nous nous contentons alors de retirer la seringue. La canule est laissée en place encore deux ou trois heures, et son orifice oblitéré par un petit bouchon d'ouate.

La femme doit garder le repos et ne pas quitter son lit pendant les dix à douze heures qui suivent l'opération.

Ordinairement, les patientes n'éprouvent aucune souffrance, ni pendant, ni après l'injection. Parfois, elles accusent de légères coliques. Chez quelques-unes, nous avons observé des douleurs abdmoninales assez violentes, disparues au bout de peu de temps. Dans ces derniers cas, la quantité de liquide injecté avait été un peu plus considérable.

On a vu, cependant, des salpingites, des pelvi-péritonites et des phlegmons, se développer à la suite d'opérations de ce genre.

Il est probable que ces cas malheureux résultaient de l'introduction de matières septiques.

Une petite difficulté se présente ici pour l'antisepsie des instruments. On ne peut employer, dans ce cas, que la chaleur comme moyen de stérilisation. Les liquides antiseptiques mis en usage par les chirurgiens, surtout le sublimé, ont une action néfaste sur la vitalité des spermatozoïdes, ainsi que nous l'avons déjà dit. On ne peut donc y songer pour stériliser les instruments destinés à pratiquer la fécondation artificielle.

Quel est le moment que l'on doit choisir pour recourir à cette opération avec le plus de chance de succès?

Il est impossible de répondre d'une façon précise et scientifique à cette question.

Nous savons, en effet, qu'un ovule n'est pas expulsé, nécessairement, à chaque époque menstruelle, et que l'imprégnation peut avoir lieu chez des sujets qui n'ont jamais été réglés, ou qui ne le sont plus depuis longtemps. Nous ne connaissons pas davantage la durée de la propriété reproductrice des spermatozoïdes, ni le temps pendant lequel l'ovule est apte à subir l'imprégnation. Dans ces conditions, nous sommes obligés d'agir un peu en aveugles.

Cependant, comme il y a plus de probabilités pour qu'un follicule de Graaf se rompe sous l'influence de la congestion cataméniale, c'est la période qui suit immédiatement les règles qu'on doit préférer pour opérer.

Sims a réussi le sixième jour après la cessation des règles.

Nous aimerions mieux choisir la fin de la menstruation, lorsqu'il existe encore un léger écoulement sanguin.

Si une première tentative n'est pas heureuse, on peut la renouveler en variant les dates, quatre ou cinq jours avant le début des règles, par exemple, ou dans l'intervalle de deux époques.

Les réussites, obtenues après huit et dix tentatives infructueuses, sont un encouragement à répéter un certain nombre de fois cette manœuvre, le plus souvent inoffensive d'ailleurs, quand elle est faite avec les précautions voulues.

Du reste, les femmes qui en ont subi une première se prêtent d'autant plus facilement à une suivante, qu'elles ont pu juger, par elles-mêmes, de son innocuité.

Parmi les quelques circonstances qui autorisent, selon nous, à pratiquer la fécondation artificielle, que nous réservons pour un très petit nombre de cas, nous placerons en tête, l'hypospadias de l'homme, à la condition, bien entendu, que le liquide séminal contienne des spermatozoïdes normaux.

Les rétrécissements spasmodiques du canal cervical, les allongements hypertrophiques du col chez la femme pourront aussi en fournir l'occasion.

Énumérons, maintenant, les principales contre-indications qui s'opposent à ce mode d'intervention.

D'abord, du côté de l'un des deux conjoints, une maladie chronique bien accusée, telle que la tuberculose ou la syphilis, doit éloigner toute idée de ce genre.

En dehors de ces faits, du côté de l'homme, il n'y a qu'une contre-indication, c'est l'absence de spermatozoïdes dans le liquide éjaculé, ou le peu de vitalité de ces éléments.

À l'état normal, à une température de 15 degrés seulement, et dans les conditions voulues de milieu et d'humidité, ils conservent leurs mouvements pendant soixante-douze heures. Tandis qu'on les voit, chez des sujets faibles et maladifs, devenir complètement immobiles au bout de quelques minutes. Il est bien évident que, pour ces derniers cas, toute tentative serait forcément infructueuse.

Parmi les causes, qui, chez la femme, contre-indiquent la fécondation artificielle, nous citerons, avant tout, la salpingite et la pelvi-péritonite, toutes les fois qu'on peut en constater les traces. Viennent ensuite les différentes formes de métrite, et principalement la métrite muqueuse.

Les néoplasmes variés de l'utérus ou des annexes,

corps fibreux, kystes ovariques, cancers, s'opposent, évidemment, à ce qu'on cherche à amener une grossesse, chez les sujets qui en sont porteurs.

Si on a obtenu, chez la femme, quelques succès paraissant authentiques avec la fécondation artificielle, il n'en est pas moins vrai qu'on a eu des échecs encore plus nombreux.

Outre toutes les causes d'incertitude que nous avons signalées, quelques gynécologistes attribuent une partie des insuccès à ce que les instruments dont on se sert ordinairement ont une canule étroite, d'où résultent des traumatismes et des lésions pour les spermatozoïdes. Sous l'influence de cette hypothèse, Haussmann conseille, à la place des procédés employés jusqu'à ce jour, de faire pénétrer, dans le corps de l'utérus, le mucus cervical chargé naturellement de sperme à la suite d'un coït normal. Cet auteur, ayant vu des spermatozoïdes encore très agiles dans la cavité cervicale, longtemps après le dernier rapprochement sexuel, donne, comme limite ordinaire à l'intervention, les douze premières heures.

Son instrument ou *spermatophore*, étant plus large, et agissant sur une plus grande quantité, est exposé à léser, relativement, un plus petit nombre d'éléments reproducteurs.

Si les résultats obtenus ont répondu à la théorie, nous aurons là, certainement, un procédé bien plus commode et moins répugnant que ceux dont nous disposons aujourd'hui.

Par le fait, cette manœuvre ne diffère en rien d'un

simple cathétérisme, sinon que celui-ci est pratiqué douze heures au plus après le coït. C'est dans ce même ordre d'idées que M. Eustache a conseillé de porter avec le doigt, le sperme, sur l'orifice cervical lui-même, et a publié plusieurs succès obtenus à l'aide de ce procédé.

Les questions touchant à la stérilité ne présentent pas grand intérêt relativement à la médecine légale. A une certaine période de la vie des peuples, où la fécondité était la principale qualité appréciée chez la femme, l'inaptitude à procréer était considérée, chez elle, comme un opprobre.

Le chef de famille avait le droit de répudier l'épouse stérile.

Nous en trouvons de nombreux exemples dans l'histoire, surtout dans l'histoire du peuple juif. « Donne-moi des enfants ou tu me verras mourir, » s'écriait Rachel menacée dans sa situation d'épouse favorite, tandis que sa sœur Lia, préférée par Jacob pour sa fécondité, disait que Dieu, en la rendant prolifique, lui avait accordé la plus enviable des dots.

Mais, aujourd'hui, dans l'état actuel de la société, on s'applique bien plus souvent à ne pas avoir d'enfants, ou à en avoir peu, qu'à accroître indéfiniment le chiffre de sa progéniture.

La stérilité, à elle seule, n'est pas, dans notre législation, une cause de cassation ou de divorce.

Elle ne présente qu'une importance secondaire, lorsqu'elle accompagne des malformations s'opposant d'une manière absolue au but du mariage, et à l'accomplissement fructueux de l'acte sexuel.

C'est ce qu'on rencontre chez certains hermaphrodites, dont nous nous sommes occupé dans le courant de ce livre (V. page 24).

Dans les cas de ce genre, où le médecin légiste a l'occasion d'intervenir, c'est bien plutôt l'impuissance que la stérilité qui est en cause.

TABLE DES MATIÈRES

Chateauroux. — Typ. et Stéreotyp. A. Majeste.